车载移动诊疗服务模式
评价研究与系列规范制定

吕本艳 吕 晖 刘 芸 著

科学出版社
北 京

内 容 简 介

本书在文献研究的基础上，运用公共物品和公共服务提供理论，从基于车载移动的诊疗服务提供、生产和消费三个角度，总结归纳四川省汶川县、湖南省集里乡和青海省互助土族自治县三个地区基于车载移动的诊疗服务模式运行现状，并对三个地区进行案例研究。在此基础上，结合卫生领域相关评价方法，构建适合基于车载移动的诊疗服务模式的评估指标。运用定性与定量相结合的方法，收集三个地区的相关资料，分析影响其进一步发展的关键因素及其运行环境的优势与劣势，探讨可持续发展策略。此外，参考《公共服务标准化指南》（征求意见稿），以"四川省汶川县公共卫生服务领域系列标准及实施指南制定与深度示范"为背景，开发和研究移动诊疗与健康体检等卫生服务相关规范。

本书阅读面较广，可以作为高校公共管理、卫生管理专业教师及研究生的阅读书目，也可以作为公共卫生服务评价及相关标准研究工作者的参考书目。

图书在版编目（CIP）数据

车载移动诊疗服务模式评价研究与系列规范制定/吕本艳，吕晖，刘芸著. —北京：科学出版社，2021.1
ISBN 978-7-03-067950-5

Ⅰ.①车… Ⅱ.①吕… ②吕… ③刘… Ⅲ.①汽车-计算机网络-应用-医疗卫生服务-研究 Ⅳ.①R197.1-39

中国版本图书馆 CIP 数据核字（2021）第 016321 号

责任编辑：邓 娴/责任校对：王晓茜
责任印制：张 伟/封面设计：无极书装

科 学 出 版 社出版
北京东黄城根北街 16 号
邮政编码：100717
http://www.sciencep.com

北京虎彩文化传播有限公司印刷
科学出版社发行 各地新华书店经销
*
2021 年 1 月第 一 版 开本：720×1000 B5
2021 年 1 月第一次印刷 印张：9 1/2
字数：221 000
定价：**98.00 元**
（如有印装质量问题，我社负责调换）

前　言

感谢母校华中科技大学！感谢医药卫生管理学院！感谢我的博士生导师冯占春教授！

本书由华中科技大学"四川省汶川县公共卫生服务领域系列标准及实施指南制定与深度示范"项目资助完成！感谢项目合作、参与单位中国标准化研究院、清华大学、北京大学、成都市标准化研究院项目组成员！

本书撰写过程中参阅了国内外众多相关著作及研究成果，以参考文献的方式列出。在此，向学术界的同仁表示感谢！

本书中汶川县移动诊疗系列规范的制定参阅了国内众多规范与标准，以规范性引用文件方式列出；参阅了众多车载移动诊疗依托医疗机构制定的相关制度、操作规范、培训材料。在此，向各位同仁表示感谢！在本书的撰写前期，罗五金教授、冯占春教授、张亮教授、方鹏骞教授、张新平教授、姚岚教授、张文斌教授、陶红兵教授、刘远立教授对本书框架结构及内容都提出了宝贵意见，在此表示感谢！

在本书数据收集过程中，感谢原卫生部卫生发展研究中心王禄生主任、朱兆芳老师给予的帮助！感谢北京市红十字基金会全民健康烽火行动基金理事兼秘书长李蔚东及武舒娅老师给予的帮助！

感谢汶川县卫生健康局为本书出版提供证明材料，感谢原汶川县人民医院刘辉贵院长为本书出版提供的帮助！

感谢师弟师妹田淼淼、李琴、唐尚峰、方海清等在我攻读博士研究生学位期间给予的支持！

感谢书稿撰写、修订参与者吕晖、河南牧业经济学院刘芸、付航、宋元明、赵越、李梦蕾及新乡市中心医院牛丹丹医师的支持和鼓励。

感谢管理学院、目标管理与督查办公室的同事在书稿修订过程中对我工作上的帮助！

感谢我的工作单位新乡医学院！

吕本艳

2018 年 9 月 18 日

目　　录

绪　　论

一、提出问题

中国共产党第十七届中央委员会第五次全体会议提出："着力保障和改善民生，必须逐步完善符合国情、比较完整、覆盖城乡、可持续的基本公共服务体系，提高政府保障能力，推进基本公共服务均等化。要加强社会建设、建立健全基本公共服务体系，促进就业和构建和谐劳动关系，合理调整收入分配关系，努力提高居民收入在国民收入分配中的比重、劳动报酬在初次分配中的比重，健全覆盖城乡居民的社会保障体系，加快医疗卫生事业改革发展，全面做好人口工作，加强和创新社会管理，正确处理人民内部矛盾，切实维护社会和谐稳定。"[①]在新一轮的医药卫生体制改革中，健康体检、"两癌"筛查等服务项目被确定为基本公共卫生服务项目；常见病与多发病的诊断、治疗被确定为基本医疗服务项目。为广大农村地区的居民提供基本公共卫生服务和基本医疗服务，是新一轮医药卫生体制改革中人人享有基本医疗卫生服务的最终目标之一，但是基本公共卫生服务和基本医疗服务的提供形式将直接影响我国农村居民特别是边远地区的农村居民获得基本医疗卫生服务的可及性。

随着近年来国家对卫生系统的投入增加，大多数地区基层医疗设施逐步健全，农村居民的医疗卫生服务可及性得到了大幅度的提高。然而在我国边远地区，尤其是中西部山区和牧区，由于受到交通不便的制约和乡村两级的医疗卫生服务能力较低的限制，当地农村居民获得医疗卫生服务的地理可及性比较差。因此，怎样保障边远地区农村居民及时、有效地接受高质量的基本公共卫生服务和基本医疗服务，是提高居民基本医疗卫生服务可及性的重要问题。

据第三次与第四次国家卫生服务调查，我国边远地区的农村分别有 18% 和 22.9% 的家庭距最近的医疗卫生服务机构超过 5km，分别有 25% 和 18.5% 的家庭

---

① 资料来源：中国共产党第十七届中央委员会第五次全体会议公报. http://www.gov.cn/ldhd/2010-10/18/content_1723271.htm.

到最近的医疗卫生服务机构的时间在 30min 以上。由此可见，我国边远地区的农民"看病难、看病远"问题仍然非常突出。为了有效解决中西部边远地区农民"看病难、看病远"的问题，自 2003 年起，中央政府先后投入总额 3.96 亿元的资金，为中西部地区的省区市配备了 1771 台移动诊疗车，使服务可及性较差的县都拥有 1 台移动诊疗车。目前，各地基于车载移动的诊疗服务的运行情况、开展经验及存在问题都值得进行深入研究和总结。

连平等（2001）、白净（1997）认为我国的远程医疗起步较晚。20 世纪 90 年代后期，我国对远程医疗的理论探索开始走向实际应用，例如，卫生部（现称国家卫生健康委员会）启动金卫工程；中国医学基金会致力于互联网络建设；中国人民解放军总后勤部卫生部建设军卫Ⅱ号工程（远程医疗网）；部分医学院校和医院开始尝试建立远程会诊中心，并与全国基层或西部地市级医院相继开展了远程医疗工作。

金开宇等（2009）、潘新华等（1999）认为我国目前有能力上网的医疗机构是大中城市的大型医院。这些医院资金比较充实，并且医疗卫生资源比较丰富，所以远程医疗在学术交流、转诊等服务中有所运用，但是它们在远程医疗方面的优势并未展现。与城市相反，我国基层单位没有财力兴建远程医疗，从而导致在最需要的农村地区在较长时间内难以利用远程医疗。

周丽君等（2009）、杨友春等（1999）认为发展远程医疗有利于打破地域限制，缩小时空，更方便患者，同时节省开支；有利于基层或者地市级医疗机构借助大型医院的人才优势，提高本机构的竞争能力和医疗质量；有利于发挥大城市的医学专家的作用，实现其效能最大化，进一步提高优势学科的辐射能力；有利于推动基层或地市级医疗机构（特别是西部地区医疗机构）的技术建设、人才培养，促进我国基层医疗卫生事业的进一步发展。但是，目前对于基于车载移动的诊疗服务及其模式评价在国内尚未见系统的研究报道。

为进一步提高中西部边远地区医疗卫生服务的可及性，使边远地区居民享受高质量的医疗卫生服务，政府借鉴远程医疗的信息化技术，开展了基于车载移动的诊疗服务。但是，要在边远地区开展基于车载移动的诊疗服务，并使之可持续发展，目前基于车载移动的诊疗服务模式在边远地区运行效果如何、运行中存在哪些问题、其持续运行的相关配套政策如何完善等是急需回答的问题。因此，对基于车载移动的诊疗服务模式进行研究具有重要的现实意义，可以为政府的决策提供参考与借鉴。

2010 年四川省汶川县提出建设全民健康示范县，在推进县乡村卫生信息和区域平台建设的基础上，建立面向基层的汶川县移动诊疗服务体系，通过信息技术与巡回车载设施，开展面向边远地区农牧民的移动式服务，使得每个城乡居民能够公平得到基本公共卫生服务和基本医疗服务。但是，移动医疗装备、移动服务标准、服务管理模式、制度保障措施等相关研究存在空白。

　　鉴于基于车载移动的诊疗服务发展的实际需要，本书借鉴公共物品及公共服务产业理论精髓，构建基于车载移动的诊疗服务模式评价框架，对基于车载移动的诊疗服务模式进行评价，进一步比较分析三种模式的优点及存在的问题，并提出完善基于车载移动的诊疗服务模式的建议；参考《公共服务标准化指南》（征求意见稿），开发和研究车载移动诊疗与健康体检等卫生服务相关规范标准。基于车载移动的诊疗服务模式研究与系列规范制定对基于车载移动的诊疗服务的开展具有指导意义，能够更好地促进基于车载移动的诊疗服务发展，从而主动为居民提供可及、可负担、连续的优质医疗卫生服务。

二、本书主要研究内容

1. 基于车载移动的诊疗服务公共物品及其供给基础理论研究

　　在理论基础上，主要对公共物品及其供给理论加以概述，并着重对埃莉诺·奥斯特罗姆等关于公共服务和公共服务产业结构理论进行概述，以此建立基于车载移动的诊疗服务模式研究分析框架；在历史经验上，主要运用公共服务理论及分析框架对我国传统巡回医疗服务模式的产生背景和主要特点及存在问题等进行分析，从而为基于车载移动的诊疗服务模式研究提供历史启示。

2. 基于车载移动的诊疗服务典型案例研究

　　在实施现状上，选取基于车载移动的诊疗服务工作较为成功的四川省汶川县、湖南省集里乡和青海省互助土族自治县作为样本进行现场调查，为本书提供较好的样本经验。主要运用公共服务理论及分析框架，对三个样本地区典型的基于车载移动的诊疗服务模式进行研究，通过对基于车载移动的诊疗服务产业构成要素（生产者、消费者和连接生产者与消费者的提供者）及其相互关系进行分析，了解诊疗服务的提供机制和实现手段，以及各级卫生机构的纵向协作机制及其功能定位，并对影响基于车载移动的诊疗服务所面临的关键问题与挑战进行全面、深入分析。

3. 基于车载移动的诊疗服务模式评价

　　收集国内医疗卫生服务评价的文献资料，根据全面性、层次性、可行性原则，确定诊疗服务评估指标的基本范畴，初步筛选评价指标，采用专家咨询法、层次分析法（analytic hierarchy process，AHP）确定指标权重，逐步修改、完善指标体系。运用此指标体系，从医疗卫生服务的可及性、公平性、反应性以及医疗卫生服务利用效率四个角度，对样本地区基于车载移动的诊疗服务效果进行评估。

4. 基于车载移动的三种诊疗服务模式比较分析

根据对基于车载移动的诊疗服务模式当前状况的分析和评价结果，比较分析基于车载移动的三种诊疗服务模式各自的优势及其存在的问题，并对其关键问题进行深度剖析，为下一步完善基于车载移动的诊疗服务模式提供现实依据。

5. 提出完善基于车载移动的诊疗服务模式对策和建议

在对基于车载移动的诊疗服务模式进行评价研究的基础上，运用SWOT分析方法①对目前基于车载移动的诊疗服务模式的优势、劣势和外部所存在的机会、威胁进行分析，从而完善社会主义市场经济环境下基于车载移动的诊疗服务模式，在宏观、中观和微观层面提出基于车载移动的诊疗服务模式的针对性策略，为当前诊疗服务模式的发展提供决策参考。

6. 汶川县车载移动诊疗服务系列规范及制定

开发和研究车载移动诊疗与健康体检等卫生服务规范及标准，具体包括车载移动诊疗服务组织标准、车载移动诊疗服务质量标准、车载移动诊疗服务人员标准、车载移动诊疗信息化标准、车载移动全民体检与慢性病防治服务系列要求（系列标准见附录）。

三、本书资料来源与主要研究方法

（一）资料来源

1. 文献资料

利用中国知识基础设施工程（China National Knowledge Infrastructure，CNKI，又称中国知网）、中国优秀博硕士学位论文全文数据库、中文科技期刊数据库和万方数据库，检索有关公共物品、公共服务产业、公共服务提供、车载移动诊疗、移动医疗、移动诊疗、健康体检等方面书籍、期刊文献和学位论文等。利用PubMed、Medline、SCI、Elsevier SDOS等数据库，收集移动医疗、远程医疗、健康体检等相关英文书籍、期刊文献，选出重点文献进行阅读分析。

---

① S、W、O、T分别代表strengths（优势）、weaknesses（劣势）、opportunities(机遇)、threats（威胁）。

2. 访谈资料

通过专题小组讨论或者个人深入访谈的形式，向卫生行政部门管理人员、基于车载移动的诊疗服务依托机构的诊疗服务主管院长与工作人员了解基于车载移动的诊疗服务模式的实际操作形式、服务能力、可吸取的经验及存在的问题。

3. 相关机构和人员调查资料

通过问卷调查的形式，对样本地区基于车载移动的诊疗服务相关机构进行调查，共调查 3 个样本地区的卫生局、2 个县人民医院、9 个乡镇卫生院。收集 3 个样本地区的关于基于车载移动的诊疗服务工作相关文件和数据，并对样本地区基于车载移动的诊疗服务人员进行调查。

（二）主要研究方法

1. 文献研究方法

通过华中科技大学有关数据库查阅国内外关于公共物品、公共服务提供、移动医疗、移动诊疗等相关文献研究。在文献回顾的基础上，制定基于车载移动的诊疗服务现场调查工具，并初步拟定基于车载移动的诊疗服务模式评价指标专家咨询表及汶川县移动诊疗公共服务子体系系列标准框架，提炼可供研究的、进一步参考的文献。收集目前国家关于基于车载移动的诊疗服务的政策文件及规定，以及地方配套开发的相关文件，从理论上了解样本地区基于车载移动的诊疗服务各方面现状及模式体系的政策制定。

2. 现场调查方法

根据项目要求，对新疆维吾尔自治区乌鲁木齐市、内蒙古自治区通辽市、云南省昆明市、湖南省集里乡、青海省互助土族自治县、四川省汶川县等地区进行关于基于车载移动的诊疗服务运行现状的实地考察。以基于车载移动的诊疗服务运行具有一定基础为筛选原则，确定四川省汶川县、湖南省集里乡、青海省互助土族自治县为样本地区。每个样本地区抽取 2～3 个乡（其中，集里乡为典型案例），进行现场调查。调查对象是卫生行政部门管理人员、基于车载移动的诊疗服务依托机构的诊疗服务主管院长与工作人员。

1）问卷调查

采取问卷调查的形式在基于车载移动的诊疗服务机构收集资料，内容涉及基于车载移动的诊疗服务基础设施情况、服务开展情况、运行经费情况，移动诊疗中心现在的功能和主要任务、组织结构、工作岗位及职责分工、管理制度及相关资料，现有的移动诊疗车具体情况及主要医疗设备、每辆车的主要功能、人员配备。

2）头脑风暴法

结合公共服务二维分类框架中的医疗卫生部分，邀请国内 3 名从事移动医疗研究工作的人员，并从集里乡、汶川县、互助土族自治县三个样本地区各选择 3 名移动医疗工作者，共计 12 人，对基于车载移动的诊疗服务范围进行讨论，结论为基于车载移动的诊疗服务包括健康教育、健康体检、妇女保健、常见病/多发病的诊断以及重大疾病筛查。

3）关键人物深入访谈

设计访谈提纲，在三个样本地区对卫生行政部门管理人员、基于车载移动的诊疗服务依托机构的诊疗服务主管院长与工作人员（各 1 人），以及 9 个乡镇卫生院院长进行访谈，了解基于车载移动的诊疗服务模式构成、补偿政策与机构间协作情况，发现基于车载移动的诊疗服务模式中存在的突出问题、理想标准化的移动诊疗期望及解决方案等，并探讨基于车载移动的诊疗服务健康发展的建议等。

经过文献分析和文件研究后，先后走访汶川县卫生局、移动诊疗中心、县人民医院及主要乡镇卫生院，对相关负责人进行访谈，基于现场调研整理出 10 项标准。

4）Delphi 法

在考虑专家工作年限、文化程度、职称和任职的情况下，选择基于车载移动的诊疗服务工作人员、相关管理者及国内相关学者 15 人，通过电子邮件发放调查表 15 份。经过两轮专家咨询，最终确定基于车载移动的诊疗服务评价体系。

5）专家论证

先后在北京市和汶川县组织现场会议，听取专家意见，结合已有工作基础对标准体系进行完善，包括增设标准至 14 项且调整其内容。

3. 资料分析方法

1）描述性统计方法

用描述性统计方法对现场调查中收集到的样本地区基于车载移动的诊疗服务模式相关统计数据、报表等资料进行处理。

2）层次分析法

首先用系统分析的方法，对评价对象（基于车载移动的诊疗服务模式）依评价目的所确定的总评价目标 A 进行连续性分解，得到 B 和 C 层评价目标，通过专家对 B 和 C 层指标间进行两两比较方式，来确定 B 和 C 层各指标间的相对重要性；然后综合研究者的判断，确定各指标相对重要性的排序，根据这些指标统计出综合的评分指标，并对评价对象（基于车载移动的诊疗服务模式）的总评价目标进行评价，进而确定三个样本地区的基于车载移动的诊疗服务模式优劣等级。

3）模糊综合评价方法

模糊综合评价方法是一种基于模糊数学的综合评价方法。该综合评价方法根据模糊数学的隶属度理论，把定性评价转化为定量评价，即用模糊数学对受到多种因素制约的事物或对象做出一个总体的评价。

第1章 基于车载移动的诊疗服务及其理论基础分析

1.1 巡回医疗服务

1.1.1 巡回医疗服务产生的背景

中华人民共和国刚成立时，农民缺医少药、城镇与农村有别的医疗卫生制度的现状使巡回医疗的产生成为一种农村的现实需要。这一时期，我国农村的医疗卫生资源相当匮乏，农民严重缺医少药，看病十分困难，尤其是对于远离城镇、交通不方便的牧区和山区群众，看病问诊更是不方便（刘影，2011）。在上述情况下，国家努力整合乡村医疗卫生资源，以联合诊所的服务方式，将农村地区的原有村医或者其他医疗卫生人员组织起来为居民服务，其目的是逐步适应中华人民共和国成立初期的农村经济与社会结构，但联合诊所的服务方式只是把原来分散的个体状态的医务人员尽可能地统一或者集中在当地的某个空间中，并没有使医疗卫生资源进一步深入农村地区的各个村落，对基层医疗卫生服务网络的分布格局没有产生根本性的影响。当时，国家利用医疗卫生资源较多的城市支援农村，制定相关政策，组织城市医务人员队伍到农村巡回医疗。但巡回医疗队所能到达的地区一般是有交通条件的农村地区；对交通条件太差的地区，巡回医疗队是难以到达并提供服务的。又因为当时流行疾病的泛滥，需要在地广人多的农村地区进行基本卫生服务工作，短暂的、不定时的巡回医疗队难以完成针对农村地区的预防保健工作的重任。可以说，巡回医疗以及赤脚医生在很大程度上反映了当时我国卫生领域的国情，国家卫生行政部门大面积推行的打防疫针并发放防疫药品等一系列措施由此落实。

另外，中华人民共和国成立以后，根据我国当时的实际国情，国家建立起了城市和农村有别的医疗制度。从当时的医疗保障来分析，城市有两种表现形式：一是提供给事业单位、国家机关工作人员的公费医疗制度；二是提供给公有制企业全体职工的劳动保障医疗制度。而农村居民没有任何医疗保障，医疗费用全部自我承担。其原因是，中华人民共和国成立初期，国内外政治与经济形势严峻，国家安全是当时最大的挑战与威胁，综合考虑当时的国防军事，照搬苏联的模式实施重工业超前的国家发展战略则成为必然。在当时我国较低的经济发展水平以及工业基础十分薄弱的情况下，国家实施工业化的最主要原始资本是农业剩余产品，只有通过工农业产品交换之间的剪刀差方式从农村地区汲取原料来推动国家的工业化。因此，我国政府为全面实施工业化，最终建立了城市和农村之间的壁垒——户籍制度，利用与户籍相对应的票证体系把绝大多数的生产和生活资源放在城市中，与此同时，推进二元经济，致使城乡间经济与社会运作机制有根本上的区别。在资源十分短缺的条件下，为推进工业化，保障工业部门的劳动力成为国家公共政策的价值定向和首选目标。我国政府针对城市和农村采取了不同的社会福利分配原则，即从中华人民共和国成立开始，针对计划经济体制，我国逐步建立了与之相适应的医疗保障制度，由国家来提供公费医疗及劳动保障医疗福利。在缺乏医疗保障的条件下，农村地区的居民解决缺医少药问题采取的是自发的互助方式。于是在中华人民共和国成立之后，随着国家的经济呈现出农业合作化高潮，部分地区农村干部带领群众开始摸索一种互助性质的合作医疗（焦峰等，2010）。伴随着这种合作医疗的产生，赤脚医生与巡回医疗得到了不断发展。1965年6月26日，毛主席提出"把医疗卫生工作的重点放到农村去"的指示[①]；1968年12月5日，《人民日报》发表了一篇湖北省长阳县乐园公社开始实行互助性质的合作医疗制度的报道。

巡回医疗作为这种合作医疗制度的主要忠实执行者和实践者之一，培养了农村最基层的医生（Zhang and Unschuld，2008）。巡回医疗构筑起农村三级医疗预防保健网的网底，他们不仅治疗小伤小病，发放疾病预防相关药品，而且宣传卫生健康知识与疾病防治知识（Berman，1998）。在中华人民共和国成立后一段时期内，他们风雨无阻地始终活跃在广大农村地区疾病防治的第一线，以特殊的卫生提供方式为广大农村地区居民送医送药，改善了农村的医疗卫生条件，使亿万农民的健康得到了基本保障（White，1998）。

但是，巡回医疗远远满足不了广大农村地区群众医疗卫生的基本需求，况且医疗卫生资源大多集中在城市，广大农村地区只有少数的村医，医务人员非常稀缺。即使如此，村医也主要集中在交通较为发达的地方。在交通条件差、居住较为分散的农村，非常突出的现象是缺医少药，农民看病不仅困难，而且十分不便。

---

① 资料来源：1965 年 6 月 26 日 "六·二六" 指示. http://www.people.com.cn/GB/historic/0626/2079.html.

1.1.2　巡回医疗队的产生及其作用

中华人民共和国成立后，以当时国家的物力、人力和财力，想要在短时间内大跨步地为广大农村地区投入资金、兴建医院、增添设备、配备人才几乎是不可能的。在毛主席提出的"把医疗卫生工作的重点放到农村去"的指示下，在医疗卫生资源较为丰富的大城市中，从医院和解放军的医务人员中抽调出部分精英并组成巡回医疗队，为广大农民群众主动地送医送药，这是我国在缓解农村地区缺医少药问题方面的又一项巨大的成功举措（李雪君，2012）。

1965 年初，毛主席和中共中央批转卫生部党组《关于组织巡回医疗队下农村问题的报告》，各地对此都非常重视，把此项工作作为一项政治任务，迅速组建了巡回医疗队，去农村尤其是山区、林区和牧区进行不定期的巡回医疗。据 1965 年上半年统计数据显示，全国各地共组织了将近 30 000 名医务人员到农村，很受广大农民欢迎。巡回医疗队在工作中克服重重困难，准确诊断并合理用药，尽力减轻患者的负担。巡回医疗打破了在城市中看病的形式，在农村地区条件不好与费用较少的情况下，诊断治疗了大量的患者，并帮助众多危重疑难患者渡过险关。与此同时，为广大农村地区培养技术精湛的医务人员，是巡回医疗队的一项重大任务。巡回医疗队每到一处，就地举办医生训练班。巡回医疗队的医生以农村地区的常见病、多发病的治疗方法和部分中草药用法为教材，学用结合，言传身教，为农村地区培养了大量的赤脚医生（李德成，2007）。

巡回医疗队为农村地区培养了赤脚医生，在有效地利用大城市的医疗卫生资源方面发挥了巨大作用；让城市的医务人员通过在农村地区的医疗实践，深刻地了解农村缺医少药的严重程度，对他们将来更好地为患者特别是农民患者服务打下了情感方面的基础；让那些在农村地区生活的赤脚医生有机会见到医学领域的专家、权威和教授，学到了相关的医学知识和医疗实践技能，并让他们知道医学不仅学科门类繁多，而且相关知识博大精深，有了提高自身学识与技能的愿望和动力。20 世纪 60～70 年代，巡回医疗队不定期穿梭于广大农村地区，为农村地区培养了大量的卫生保健人员，为基层医疗人才队伍的建设提供了持续的智力支持（张开宁等，2002）。

随着国家经济的发展和社会的进步，社会史研究在国内兴起，史学界对群众关于衣食住行的研究越来越多。但是与人们生老病死相关的医疗卫生的研究，尤其是农村地区医疗卫生事业的相关研究一直未能引起史学界学者足够的重视。直到 1991 年初，《国务院批转卫生部等部门关于改革和加强农村医疗卫生工作请示的通知》出台，众多学者开始关注农村医疗卫生事业的相关研究，部分学者对传统合作医疗的起源、兴起与没落的原因以及疾病医疗史进行了探讨，总结其经验教训并且硕果累累。但是 20 世纪 50～70 年代，关于对我国农村医疗卫生事业发展作出巨大贡献的巡回医疗的相关研究较少，也都未能对其进行系统深入的挖掘与研究。

1.2　移动医疗与基于车载移动的诊疗服务

1.2.1　国外移动医疗现状

移动医疗就是通过使用移动通信技术（如掌上电脑、移动电话和卫星通信）来提供医疗卫生服务和信息。移动医疗是对现行医疗卫生资源配置手段的一种补充，也成为医疗卫生资源弹性配置的专用技术（刘丽杭等，2011）。世界上许多国家都面临医疗卫生资源短缺的挑战，世界卫生组织（World Health Organization，WHO）2008 年调查发现，在所调查的 57 个国家（大多数为发展中国家）中最缺乏的医疗卫生资源是医生，缺口达到 240 万人。在发展中国家，特别是在非洲的一些国家，医生不仅要对付传染疾病的传播，还要与不断增多的慢性病（如糖尿病和心脏病）及新发现的疾病做斗争。人力资源的缺乏使得发展中国家面临医疗卫生问题的压力更大。面对医疗卫生资源的缺乏，人们越来越多地在利用现有技术和设施的基础上来拓展获得基本医疗卫生服务的途径（林敏和乔自知，2010）。

移动医疗在整合网络和数字化技术的基础上融合移动技术等，并有机融入医疗卫生知识、医疗诊断与检查工具，以及医疗保障体系等内容，形成了具有特色的基本医疗与公共卫生服务的新模式，它不仅改变了医疗卫生服务的模式，在医疗卫生人力资源短缺的情况下，也为发展中国家的医疗卫生服务提供了一种有效方法，这对完善与促进医疗卫生服务的模式产生了巨大的影响（曾凡等，2011）。

移动医疗服务的范围非常宽，并且各种应用都还在持续不断地发展。目前，移动医疗服务领域主要涉及远程教育与培训、远程数据采集、远程监控与管理、针对医疗技术人员的协同诊疗与护理、疾病与流行病传播跟踪及诊断与治疗，以及慢性病与健康管理等支持（Neufeld et al.，2007）。

2009 年，美国开始实施移动医疗保健服务。根据相关调查，约有 2/3 的美国网友表示将乐意尝试移动医疗服务这一创新的服务模式。其中，大多数人愿意采取以门诊为主、移动医疗服务为辅的服务模式，另有 23% 的受访者表示将以移动医疗服务取代与医师面对面的约诊服务。研究者认为，在偏远地区的患者或者慢性病患者将是这一服务模式最能受益的群体（Zanaboni et al.，2009）。其中，移动医疗服务中最受欢迎的服务是移动诊疗和健康咨询，其次是移动式治疗，接着是移动式监测和医疗处方（van den Berg et al.，2011）。

2011 年 2 月，美国食品药品管理局（Food and Drug Administration，FDA）允许医生使用 iPad 和 iPhone 查看医疗图像，并据此做出诊断，iPad 和 iPhone 将在计算机断层扫描（computed tomography，CT）、磁共振成像（magnetic resonance imaging，MRI）以及其他医疗技术的基础上使用。这是 FDA 首次允许医生使用移动设备作为医疗影像诊断的辅助工具（Blaya et al.，2010）。

在欧洲，移动医疗影像诊断服务普及度比较高的国家是英国、法国、意大利、西班牙等（Roberts et al.，2009）。随着移动医疗影像诊断技术的发展，医生可以带着移动超声设备在医院范围内，甚至是医院外为患者治疗；随着医疗资源的合理配置，移动医疗影像诊断已经成为一种时尚服务，并由专业人士投资或承包下来专为医院服务，而且可以按不同医院的需求，在医院之间穿梭，提供所需的医疗影像诊断服务。移动医疗影像车都以贴牌生产（源自 OEM，original equipment manufacturer，中文译为原始设备制造商，即由制造方提供人力和场地，由采购方提供设备和技术并负责销售）的形式来购买设备，供应商包括通用电气（General Electric，GE）、飞利浦和西门子，这些厂家还特别为移动医疗影像车服务供应商设计了适用于车内环境的设备，医院则按需要租用，如 1 周/月或者 2 天/周等。以英国为例，国家卫生服务体系（National Health Service，NHS）就与 Alliance Medical 签订了 5 年的合同，要求提供 63.5 万人次的 MRI 检查，这主要是由于等候 MRI 诊断的患者太多，医院无法应付（Whittaker，2010）。目前，移动医疗影像诊断服务应用最多的领域是神经科、心病科和乳腺癌等疾病，如乳房 X 射线照相术、CT、MRI、正电子发射体层成像（positron emission tomography，PET）、PET/CT 正兴起（Gagnon et al.，2007）。随着移动医疗影像诊断服务需求的增加，这种移动医疗服务模式面对的主要挑战是如何扩大移动医疗服务的地区与范围，以及改善对患者服务的质量，这也意味着准确的调度和时间管理已成为移动医疗服务的关键性因素（Goodale et al.，2007）。

除移动医疗影像车外，还可以通过其他移动医疗服务的方式为居民提供卫生服务。

（1）短信。短信可提供测试与治疗方法、医疗服务和疾病管理等方面的信息，对于偏远地区的人们来说尤其有效；此外，短信还可以为糖尿病患者、高血压患者、哮喘患者、人类免疫缺陷病毒（human immunodeficiency virus，HIV）患者提供个性化医药信息和及时用药提醒（Cole-Lewis and Kershaw，2010；Leach-Lemens，2009）。

（2）移动电子病历。为提高服务效率，医院对患者建立移动电子病历系统，医务人员可以随时随地通过掌上电脑、平板电脑以及移动工作站（CoWs），输入和提取病历、检验检查结果以及影像图像，还可以接受远程医学教育和进行远程临床实践（Fjeldsoe et al.，2009）。

（3）药物管理。为了确保在正确的时间将正确的药物以正确的计量给正确的患者服用，医院在药皿以及患者的腕带上使用条码，建设药品条码扫描与管理系统，并配备无线条码扫描仪和移动护士工作站，以较好地解决临床药物管理的问题（Krishna et al.，2009）。

（4）诊断与治疗支持。远程医疗让医务人员可以通过无线网络访问医疗信息数据库或者与其他医务人员沟通，并接受疾病诊断和治疗的指导（Free et al.，2010）。

（5）远程监控。很多医疗设备上都开始配备具有无线功能的设备，可以无线传输信号和数据，如接收智能静脉输液泵报警信号，实时传输检查检验结果或数据，包括传输放射影像图像；设备通过内置蓝牙与血压监视器、体重秤、脉搏血氧饱和度仪等终端相连，为电子健康状况记录提供远程监视和检查；在新生儿室，可以通过无线摄像头，让妈妈实时看到自己的宝宝。

（6）疾病与流行病传播监测。通过建立基于移动通信技术的疾病报告机制，提升报告数据的质量和可靠性，降低运行成本。

随着 3G 的发展，患者、护理人员和医生之间随时都能保持联系，使提供个性化的医疗卫生服务成为可能，这种重预防而非被动式的医疗卫生模式将进一步得到发展。

移动医疗已在发达国家得到普遍应用。美国在移动医疗服务应用的部署和规划方面是全球领先的。全球 50% 以上的移动医疗服务应用在美国，欧洲约占 20%，非洲和拉丁美洲占 12%，亚太地区占 4%。美国的移动医疗服务（特别是在信息/通信应用方面）拥有巨大的市场。这与美国的私立医疗系统快速筹集资金的能力有关，这使得其有能力部署高级通信和数据服务，而且在计费管理和数据管理方面具有较大的灵活性。欧洲的移动医疗服务应用主要集中在监测方面，与医疗卫生部门希望通过新的解决方案节约成本的出发点有关。虽然美国和欧洲在体制、文化、医疗体系等因素方面存在差异，但是移动医疗服务完全融入国家整个医疗卫生服务模式的环境中具有完善的筹资机制、运行机制。

远程医疗的研究和应用一般认为是从 20 世纪 60 年代开始的，主要通过电话网和有线电视传送文字、图像、视频信息，供医生间交流信息，或向专家进行病案咨询以辅助诊断（Wootton，2008）。远程医疗在 50 多年的发展中运用了传真、电话、无线电通信、静止图像和实时交互电视技术，以及虚拟现实和远程机器人等一系列新的通信技术和电子学技术，并与医疗保健技术相结合，形成了许多新的研究方向，其中相当一部分研究由政府资助。因为远程医疗为解决边远地区医务人员缺乏问题提供了可能，也有可能减少就医的交通费用以及提供更及时的诊治，所以西方一些国家将其视为医疗模式变革的途径，希望借此解决医疗资源不均衡和医疗费用持续上涨的两大难题（Bonnardot and Rainis，2009）。

美国于 20 世纪 50 年代末～60 年代初开始探讨远程医疗，无论是在边远地区还是在中心城市，都有远程医疗相关活动的许多试点项目。蒙大拿州虚拟医学中心主要利用方便、低廉的通信手段，向经济、通信技术不发达的国家和地区提供可以帮助的医学服务，是一种典型的乡村远程医疗及处理工作模式。加利福尼亚州乡村医疗保健网络是为克服乡村及边远地区的就医困难而在全州建设的乡村医疗保健网络，其网络站点分布全州大部分乡村及边远地区。阿拉斯加州地处寒冷的极北地带，自然条件恶劣，给当地居民的外出就医带来很多不便。为解决居民的看病问题，阿拉斯加州投资建设了付费阿拉斯加州远程医疗接入网络。此外，还有基于 Web 的交互式家庭远程医疗服务网络。这种医疗服务模式属于远程自我医疗服务，患者在规定时间内或者根据医疗保健提供者的指令，利用家里的无线测量装置测量自身生理体征，并将结果传送到医疗保健提供者诊疗室的服务器，由医疗保健提供者对患者生理指标进行数据跟踪，以便随访或者进一步处置。除此之外，还有得克萨斯州的远程医疗网络、美国乡村远程医疗国家实验室。

加拿大的国土面积为 998 多万 km^2，有 3.7 亿人口，90%的土地为乡村地区，是最早利用通信技术发展医疗卫生事业的国家之一。加拿大在东部部分城市实施的远程家庭监护系统是基于视频图像、数据等集成化的远程医疗系统，用于医疗机构对该地区慢性病患者的病情观察，以及对治疗效果的随访，为医患双方节省了大量的交通费用和时间，取得了显著的经济效益。病症自我治疗网络主要用于慢性病患者的自我观察和治疗，并通过移动/无线 Web 方式实现患者与指定的护理人员的联系。目前加拿大在防治糖尿病方面的开支为 100 亿美元以上，该网络建立之后对开展糖尿病防治具有十分显著的经济效益（Krishna et al.，2009）。

日本卫生和福利部已经围绕远程家庭护理、远程病理学和远程放射学进行了十多项远程医疗研究，其中在远程家庭护理方面，将可视电话、计算机工作站和服务器等设备安装在医院、患者家庭、福利机构以及私人诊所中，通过通信技术，可以对居家患者的数据进行管理、提供护理，还可以查看治疗效果。

欧洲各国的远程医疗发展状况集中代表了当今世界发达国家开展远程医疗活动的水平。虽然不同国家对远程医疗的定义不同，但对"利用现代通信等技术完全可以实现远距离医疗服务"方面的认识是一致的。远程医疗活动主要集中在：①远程医疗，如远程放射影像诊断、术后监护和急诊患者医疗指导；②职业教育，如继续医疗教育项目、在线信息教育资源等；③患者教育，如为慢性病患者提供在线医疗服务；④医学研究，如整合不同站点传来的数据、管理并调整不同站点的研究工作；⑤公共卫生，如对弱势群体提供医疗服务、疾病防控；⑥医疗保健管理，如临床医疗和质量监控。

1.2.2　国内移动医疗及基于车载移动的诊疗服务现状

我国对远程医疗的探索起于 20 世纪 80 年代,近年来远程医疗发展速度迅猛。我国最早的远程医疗方面的实践活动是在 1982 年通过电子邮件进行病历会诊。20 世纪 90 年代初期,一例山东姑娘患噬肌肉病菌疾病和一例北京女大学生重金属铊中毒应用远程医疗成功诊断,自此,公众开始普遍关注远程医疗(朱长发等,2008)。

连平等(2001)、白净(1997)认为我国的远程医疗在 20 世纪 90 年代后期才开始从理论探索走向实际应用。随着国家信息化建设的逐步实施,部分医学院校和医院开始尝试建立远程会诊中心,并与全国基层或西部地区地市级医院相继开展了远程医疗工作。目前,可通过专家会诊、诊疗数据共享、病理学诊断(形态学)等手段为各地疑难急重症患者进行服务(朱士俊等,1998;张昌林和周强,2001;李正莲和章晓云,2006)。根据文献研究,在国内运行较好并且规模尚可的远程医疗与远程教育系统有 3 个,分别为中国人民解放军总医院、复旦大学附属中山医院和西安交通大学,前两者分别有 250 个工作站点与 100 个工作站点;后者已辐射宁夏、青海、新疆、甘肃四省区省级医院的工作站点。

金开宇等(2009)、潘新华等(1999)认为我国目前大中城市中医疗卫生资源比较丰富的大型医院因为资金比较充实,有能力建设远程医疗,主要运用在学术交流、转诊等项目中,但是远程医疗方面的优势无法发挥。与大中城市相比,我国基层单位没有财力兴建远程医疗,导致最需要的农村和边远地区将在较长时间内难以应用远程医疗。

中国的农村医疗卫生事业曾经迅速发展,成绩令世人瞩目。中华人民共和国成立初期,在较短的时间内即建立基层三级医疗卫生服务网络,并在全国推行互助性质的合作医疗制度。改革开放后,国家开始实施家庭联产承包责任制,农村地区医疗保障中占重要地位的互助性质的合作医疗制度不能依托集体经济,纷纷解体。1989 年,我国实行互助性质的合作医疗制度的行政村已经下降到 4.8%左右,是农村合作医疗制度的最低谷,自费医疗又一次成为农村地区的主导医疗制度(李本增,1998)。当时,我国农民人均纯收入增长过于缓慢,而医疗卫生费用的价格却持续高攀。在此种情况下,由于缺乏相应的资金,农村居民就会减少对医疗卫生服务的利用,或者借钱治病,导致因病致贫、因病返贫的现象出现。1998 年初,第二次国家卫生服务调查显示,农村地区患者应就诊而未就诊的比例为 37%,应住院而未住院的比例为 65%;2003 年,农村地区患者应就诊而未就诊的比例提高到 38%,应住院而未住院的比例达到 70%(冯伍等,2010)。因此,我国农村居民对基本医疗卫生服务的利用不足现象越发严重。目前,我国中西部地区的交通情况仍然是影响医疗卫生服务可及性的因素之一，尤其是西部山区和牧区，不仅就诊距离比较远，而且经济发展水平普遍比较落后，进一步影响居民适时就医（周寿祺和顾杏元，1994）。

根据文献研究，我国西部地区居民在时间和距离上的就医可及性方面仍存在不足之处（卫生部统计信息中心，2004）。我国西部地区农村居民与最近的基层医疗卫生机构的距离普遍高于全国水平，特别是内蒙古自治区、青海省、贵州省等省区很大程度高于全国水平（吴瑞华等，2010）。从地理可及性来看，县级医院和乡镇卫生院服务半径最大的是青海省，平均分别为 200km 和 100km，其余省区的乡镇卫生院服务半径为 70～100km。在我国东中部地区，出门 0.5h 基本可以到达医疗卫生机构；而西部地区有些省区市根本达不到。主要原因有以下两点：首先，这些地区多属贫困山区，人口较为分散，医疗需求相对较少，医疗卫生网点的分布较为稀疏。不同地区的交通情况也影响医疗卫生服务时间上的可及性（侯天慧等，2010）。其次，这些地区的农村居民无任何形式医疗保障的比例高于全国水平，且农村合作医疗的覆盖面低于全国水平。文献研究发现，西部地区农村居民患病后未采取任何治疗措施的比例较高，这在一定程度上凸显了这些地区居民医疗保障低的问题（吴长玲和方鹏骞，2007）。以上各种因素显示，我国西部地区农村居民医疗卫生服务潜在的可及性存在一定的障碍（任明辉和郭岩，2008）。

根据文献研究，针对我国西部地区农牧民医疗卫生服务利用可及性的现状，政府采取了一些措施，如加大新型农村合作医疗的覆盖面（高建民等，2010）；增加西部山区农村医疗卫生网点的设置，加强基层医疗卫生服务机构的建设；引导居民科学合理地采取自我医疗（扎西达娃和来有文，2011）。但是，因为我国西部地区某些乡镇卫生院的服务半径达 100km 以上，居民的医院就诊无法得到及时满足，所以政府采取的措施的实施效果并不理想。

医疗卫生服务公平成为当前医疗卫生改革的中心任务之一，保证社会成员得到公平有效的医疗卫生服务也成为政府在医疗卫生领域追求的重要目标之一。《2000 年世界卫生报告》对全球 191 个国家和地区的卫生绩效进行排名，我国卫生的公平性居 188 位，排序结果在国内外引起较大反响（任明辉和郭岩，2008）。医疗卫生服务的公平性研究逐渐被医疗卫生政策研究者和决策者所重视，并逐渐成为医疗卫生改革领域的研究热点。

梁倩君等（2010）对我国城乡居民医疗卫生服务利用的公平性进行分析，认为 2003～2008 年，我国居民医疗卫生服务利用达到了历史最高水平，"看病难、看病贵""因病致贫、因病返贫"的现象有一定程度缓解，特别是农村地区的居民医疗卫生服务利用情况有较大的改善。但同时，由于城乡居民收入差距仍较大，医疗卫生资源的分配不均，城乡居民医疗卫生服务利用的公平性受损。

井珊珊等（2010）对农村慢性病患者医疗卫生服务利用公平性进行研究，认为中高收入人群的医疗卫生服务利用存在较好的公平性，而低收入的人群则依然因经济困难而不能公平利用医疗卫生服务。

李晓梅等（2008）探讨了云南省新型农村合作医疗并对农村居民医疗卫生服务利用公平性进行研究，认为新型农村合作医疗的实施为广大农民群众提供了基本的医疗保障，但从实施的情况看，无论从筹资水平还是从医疗卫生服务的利用和受益率等方面都存在不公平的现象。

王淑婕（2010）对青海省新型农村合作医疗健康公平性进行研究，认为在新型农村合作医疗实施以来，男性和女性的健康水平都有提高，但是农村女性总体健康水平仍低于男性，在一些健康指标上的差距非但没有缩小，甚至呈扩大趋势。

周忠良等（2010）对西部地区农村居民医疗卫生服务利用公平性进行研究，认为我国西部地区农村门诊和住院服务利用均存在一定的不公平性，1月患病情况是影响门诊服务利用不公平的主要因素、经济水平是影响住院服务利用不公平的主要因素。为了提高医疗卫生服务利用公平性，建议政府部门采取措施提高贫困人群经济水平、缩小贫富差距，同时加强疾病预防工作、降低居民患病率。

高建民等（2011）对陕西省参加新型农村合作医疗农民住院收益公平性进行研究，认为不同经济水平的人群的住院补偿人次和住院补偿费用的分布都存在不公平现象，二者均较多地集中在经济水平高的人群。

为了有效解决农民"看病难、看病远"的问题，基于巡回医疗和远程医疗两方面考虑，2003年，中央政府投入3.96亿元，为中西部地区贫困县购置1004台基于车载移动的诊疗服务车；2007年又为中西部地区部分县级医疗机构配备767台基于车载移动的诊疗服务车，中西部地区每个县都拥有1台基于车载移动的诊疗服务车。2010年11月，西藏自治区为乡镇卫生院配置了602台轻型越野式基于车载移动的诊疗服务车，配备担架、氧气瓶、输液架、药箱等基本车载医疗设备，为西藏广大农牧民提供更加便捷的医疗卫生服务，以进一步加强西藏基层医疗卫生机构的公共卫生服务和医疗服务的综合服务能力。2011年，在中华人民共和国国家发展和改革委员会（简称国家发改委）下达的文件中，中央投资1320万元，为青海省33个县各配置1台基于车载移动的诊疗服务车，以逐步解决边远地区农牧民看病就医问题，满足农牧民的基本医疗卫生服务需求。

2011年卫生部相关资料显示，卫生部相关部门对内蒙古自治区、云南省、湖南省、四川省、新疆维吾尔自治区和青海省6省区进行国家基于车载移动的诊疗服务车调研，了解基于车载移动的诊疗服务车的现状。从地理可及性来看，配置基于车载移动的诊疗服务车的县级医院平均服务半径为150～200km，内蒙古自治区和四川省县级医院平均服务半径为150km，青海省和新疆维吾尔自治区县级医院平均服务半径为200km。各省区依据不同情况可以分为以下三类：第一类是基于车载移动的诊疗服务；第二类是巡回医疗服务；第三类是流动医疗服务。各种基于车载移动的诊疗服务运行方式如表 1-1 所示。

表 1-1　各种基于车载移动的诊疗服务运行方式

形式	工作内容	代表地区	使用单位
巡回医疗车	专家巡诊、急救转运	内蒙古、湖南、云南	县级医院
巡回医疗车	专家巡诊	青海	县级医院
基于车载移动的诊疗服务车	专家巡诊、健康体检	内蒙古	市级医院 县级医院
移动体检车	健康体检	湖南	乡镇卫生院
基于车载移动的诊疗服务车	专家巡诊	四川	县级医院
巡回医疗车	巡回医疗、健康体检、 急救转运、健康教育	青海	乡镇卫生院
白内障手术专用车	白内障摘除手术	青海	省专科医院
防痨车	结核病筛查	青海	地市级疾病预防控制中心
摩托车	村医流动医疗	青海	村卫生室

1. 基于车载移动的诊疗服务

1）内蒙古自治区通辽市和科尔沁左翼后旗

基于车载移动的诊疗服务车配备给市级医院和县级医院；用于移动诊疗和健康体检，主动到基层提供服务；配备数字化诊疗设备，如数字 X 光机、B 超机、全自动生化分析仪、十二导心电图机、妇科检查床等 13 项主要诊疗设备。在管理上，内蒙古自治区卫生厅（现称内蒙古自治区卫生健康委员会）制定管理办法，要求月报数据，并要求每年出车时间不少于 2/3 的工作日。根据资料显示，通辽市和科尔沁左翼后旗两家医疗机构的基于车载移动的诊疗服务车年均运行成本比较接近，约32.7 万元，而两家医疗机构年均业务收入均为 2.475 万元，政府每年补助两家医疗机构均为 15 万元。因此，基于车载移动的诊疗服务车运行成本太高，入不敷出，相关医疗机构明显亏损，提供服务的积极性较差。两家医疗机构基于车载移动的诊疗服务车及设备相同，由于车体较大、底盘过低，在路况较差的农村地区，服务的可及性较差，50%的乡镇不能到达。在政府的补偿机制下，科尔沁左翼后旗医疗机构的使用频率为 1 次/周，功能为移动诊疗和健康体检，已淘汰给乡镇卫生院。

2）湖南省浏阳市

利用基于车载移动的诊疗服务车开展免费健康体检、健康教育和疾病筛查工作；车载设备包括数字化彩超、心电图机、X 光机、生化/眼科/妇科检查设备，由乡镇卫生院使用和管理。根据湖南省卫生厅（现称湖南省卫生健康委员会）开展的 60 岁以上老年人体检项目和浏阳市卫生局（现称浏阳市卫生健康局）关于体检工作的要求，确定由某院对全市 12 个乡镇、街道进行免费全科体检。医院成立体检工作领导小组，并确定体检项目为内科、外科、眼科、耳鼻咽喉科、口腔科、血糖、心电图、B超、胸透（胸片）等。组建 20 人体检队伍，其中副主任医师 1 名、主治医师 2 名、医师 5 名、医技人员 4 名、导诊/综合服务人员 6 名、驾驶员 2 名，体检队伍配置统一服装，并进行统一培训。体检覆盖 12 个乡镇、105 个村和 7 个社区；每年免费体检 60 岁以上老年人 209 20 人，建立电子健康档案 20 920 份，并及时将体检结果反馈给消费者，人均体检费用为 86 元。

3）四川省汶川县

5·12 汶川地震后，汶川县城镇人口约 2 万人，山区人口为 5 万人以上；地广人稀、群山环绕，城乡经济发展失衡；农民缺乏医疗卫生资源，无法及时获得适宜的医疗卫生服务，基本公共卫生服务和医疗服务开展率低。专家学者对 5·12 汶川地震后的汶川县慢性病基本情况进行了初步研究，发现当地居民的知晓率和治疗率均低于全国水平，控制率接近于 0。以此为背景，在全国援川的情况下建立了面向农村医疗卫生服务的协同医疗模式，建成区域医疗网。由四川省人民医院和四川大学华西医院进行远程医疗技术支持，基于区域医疗网，由基于车载移动的诊疗服务车提供基于车载移动的诊疗服务，实现县、乡、村一体化的"一卡通"信息系统。在提供基于车载移动的诊疗服务时，检查的信息可以先传输到汶川县人民医院进行诊断，若无法确诊，再传输到四川省人民医院或者四川大学华西医院进行远程诊断，由大型医院协助完成疑难杂症病例诊断，以基于车载移动的诊疗服务协助卫生院和卫生室完成 10 类公共医疗卫生服务，提高基层医疗卫生服务水平。目前基于车载移动的诊疗服务涉及健康体检、移动诊疗和疾病筛查。基于车载移动的诊疗服务医务人员基础配置情况如下：中心主任 1 名；口腔科、内科、外科、五官科、眼科、妇产科、放射、检验、B超、心电、药剂各 1 名，共计 11 名医师；护理 2 名；驾驶员 3 名，医务人员合计 17 名。

2. 巡回医疗服务

巡回医疗服务主要代表地区是青海省互助土族自治县、云南省禄丰县，这两地是国家首次大规模开展巡回医疗服务项目的地区。由国家统一采购巡回医疗车及相关车载医疗设备并分配给项目地区的卫生行政部门。当地卫生行政部门委托县级医院使用，并对其进行监督和管理。青海省互助土族自治县自从配备巡回医疗车之日起，履行了巡回医疗服务的职能；而云南省禄丰县则将巡回医疗车用于急救或者"三下乡"服务（1 年）。2011 年统计资料显示，青海省互助土族自治县每年 5～10 月运行巡回医疗车，约 125 天，县卫生局制定任务，县级医院执行，年终补助 1 万～3 万元，见表 1-2。

表 1-2　青海、内蒙古和云南车载移动的诊疗服务运行状况

地区	形式	管理主体	使用单位	功能	频率	补偿	管理
内蒙古	基于车载移动的诊疗服务车	县卫生局	县级医院	移动诊疗、健康体检	1 次/周	收取诊疗费,免检查费,当地卫生院取药	省卫生厅、卫生局制定管理办法,信息月报,年终奖励
	巡回医疗车	县级医院	乡镇卫生院	急救转运	—	免费	已淘汰给乡镇卫生院(废)
青海	巡回医疗车	县卫生局	县级医院	巡回医疗	每年 5～10 月,约 125 天	免费	县卫生局制定任务,县级医院执行,年终补助 1 万～3 万元
云南	巡回医疗车	县级医院	县级医院	急救转运、"三下乡"	不定时	免费	—

3. 流动医疗服务

流动医疗服务是指运用白内障手术专用车、防痨车等车载医疗设备,为居民提供医疗服务,均配在市级医院,如眼科医院白内障手术专用车、地市级疾病预防控制中心防痨车。2010 年之前,这些车载医疗设备运行情况良好,但是由于管理机制不完善,没有对车及医疗设备折旧维修,至 2011 年基本已报废。此外,青海省人民政府为村卫生室配备了摩托车,为农村居民提供基本医疗服务,适用于青海省地广人稀的地区。

基于车载移动的诊疗服务、巡回医疗服务和流动医疗服务为边远贫困地区农牧群众提供了方便快捷的医疗服务,对缓解边远地区群众医药卫生资源不足、交通不方便等原因造成的"看病难、看病远"等问题发挥了重要作用,但是也发现以下问题。

(1)配备国家基于车载移动的诊疗服务车、巡回流动医疗车的各省(区)、市、县大部分靠中央转移支付来解决政府部门的正常运转问题。各地方只简单制定了相关运行管理办法,绝大多数地方并没落实相关运行费用,少数地方对基于车载移动的诊疗服务、巡回流动医疗服务机构进行少量补偿。在这种情况下,只有少数机构履行基于车载移动的诊疗服务、巡回流动医疗服务职责。

(2)基于车载移动的诊疗服务、巡回流动医疗服务装备:2003 年配备的车基本全到报废期,2007 年配备的车基本没有按照要求提供诊疗服务。国家在大规模开展基于车载移动的诊疗服务、巡回流动医疗服务时,对车及车载医疗设备进行统一招标采购,而对项目地区医疗服务需求分析不到位,没有考虑当地的地理环境,使高原地区无法运行,出现无车载发电设备、到无电乡不能使用、冬季车辆无法启动,甚至配备的车及车载医疗设备本身无法使用等问题。

（3）医疗机构：医院人员编制有限，组织专门团队提供基于车载移动的诊疗服务、巡回流动医疗服务，会影响医院自身正常工作。因此，只能周末出诊，体现不了巡回医疗的功能；免费出诊动力小，收费服务会影响乡镇卫生院的利益。

（4）管理部门：卫生行政部门对医疗机构无运行投入，仅靠行政命令下达任务，效果不好；医疗机构下乡越多，亏损越大；与当地医疗机构存在利益冲突，难以开展相关服务。

（5）财政部门：人员经费投入不足，聘用人员工资由医院业务收入支付，由于基于车载移动的诊疗服务、巡回流动医疗服务收益低，医疗机构没有出诊动力；对基于车载移动的诊疗服务车、巡回流动医疗服务车的运行投入很有限，补偿不到位。

结合基于车载移动的诊疗服务、巡回流动医疗服务的产生及其作用的分析，本书认为基于车载移动的诊疗服务是巡回医疗服务的高级阶段，是远程医疗的变相运用，为边远贫困地区农牧群众提供了方便快捷的医疗服务，对缓解边远地区群众医药卫生资源不足、交通不方便等原因造成的"看病难、看病远"等问题发挥了重要作用。

1.2.3　基于车载移动的诊疗服务定义

从 20 世纪 90 年代以来，我国的远程医疗无论是在民间医疗保健服务中，还是在军队和平与战争时的伤病救治中，作用越来越重要，它既为医疗卫生事业的发展提供机遇，也给卫生行政部门及医疗机构提出更为严峻的挑战。如果不积极发展远程医疗事业，不适应信息化、现代化的发展潮流，那么将面临落后甚至被淘汰的危险。人类的发展史既是与大自然拼命抗争的过程，又是谋求与其共存发展的过程。在此过程中，人类自身不断提高自我保健能力来延长寿命，远程医疗就是伴随着人类的自我发展而不断发展的（Wootton，2008；张思锋等，2011）。

1992 年，勃兰斯敦对远程医疗进行过这样的描述："远程医学（疗）是利用远程通信技术，以双向传送数据、语言、图像的方式开展的医学活动。"（郭美娜，2009）。Mechael（2008）认为："远程医学（疗）是利用通信技术和信息技术向一定距离以外的患者提供的医学服务。"20 世纪 90 年代中期，美国远程医疗协会和美国国防部卫生事务处认为，远程医疗以计算技术、卫星通信技术、遥感和遥控技术、全息摄影技术、电子技术等高技术为依托，可以充分发挥大型医院或专科医疗中心的医疗技术和设备优势。在此概念的基础上，美国国防部进一步指出："采用生理学和医疗知识，通过模拟-传感-效应系统，综合应用信息技术和远程通信技术，便于医学诊断和治疗，加强医学教育；从医学角度，研究和开发信息及远程通信技术，使生物医学技术为军事斗争服务。"单兵远程伤情监视主要通过参战人员所携带的单兵生理监视器来实现，战地医务人员可借此了解战士的生理指标和伤病情况，以便指导战地卫生员、军医及救治医疗机构及时采取救治措施。随着远程医疗日新月异的发展，各个国家的军事远程设备开始转为民用。医疗卫生信息和管理系统协会（Healthcare Information and Management Systems Society，HIMSS）认为，移动医疗通过使用移动通信技术来提供医疗服务和信息，具体手段如掌上电脑、移动电话和卫星通信。这为发展中国家的医疗卫生事业发展带来了福音，服务方式的改变是在医疗卫生资源较为匮乏的情况下行之有效的方法，为发展中国家的医疗革新注入新鲜的动力血液。由此可见，目前国外移动医疗是通过移动通信技术服务的需方移动。

国内一些学者认为，远程医疗有广义和狭义之分，广义的远程医疗是指多媒体通信技术和医学信息（如高分辨的静态和动态图像、声音、数据和文字）相结合而产生的新生学科，不是医学新的学科分支，而是计算机技术、通信技术与医学科学相结合的一门新的综合应用学科；狭义的远程医疗是指研究怎样利用现代化多媒体通信技术进行医疗活动的一门学科。现代的远程医疗包括医疗、教育和数据共享三个方面的医学活动内容。

我国的远程医疗虽然起步比较晚，但是发展较为迅速。从1997年中国金卫工程启动起，随着通信技术、计算机技术和医学电子工程技术等的发展，影响我国远程医疗质量、效果和应用范围的许多技术难关取得突破，特别是第二代国际互联网工程，为远程医疗的发展提供了条件。主要表现在远程医疗正向通用化、专业化和小型化发展，远程医疗系统与医院信息系统、医学图像档案与通信系统呈现一体化的发展趋势。因此，基于车载移动的诊疗服务是利用网络工程技术、信息化技术和专用汽车技术等技术手段，运用车载医疗设备有机地提供医疗卫生服务（包括基本医疗和基本公共卫生服务）的过程。

基于车载移动的诊疗服务与巡回医疗都是医疗卫生人员主动上门为患者送医送药、防治疾病、保障人民身体健康的有效方式，与定点门诊最大的区别在于它们具有主动性、灵活性和流动性。基于车载移动的诊疗服务与巡回医疗在不同的历史时期呈现出不同的特点。首先，从工作日上看，巡回医疗只是短期的、应急的政策，是在当时农民缺医少药并且国家经济实力薄弱的情况下产生的。基于车载移动的诊疗服务与巡回医疗的区别在于前者是常态化地提供医疗卫生服务。国家经济发展，财力宽裕，除了扩大医疗保障和完善医疗体制，政府努力加大投入，实现农村医疗的现代化，这种情况下产生的基于车载移动的诊疗服务可以通过网络信息技术把相关图像、声音、数据和文字传送到医院或者上级医院进行会诊。而巡回医疗的重点是培训当时医疗水平较低的赤脚医生，为基层医疗卫生机构提供技术。其次，从推动主体上看，党和政府为推动巡回医疗的发展，制定部分政策，调动社会各种力量付诸实施，但是巡回医疗的推行主体主要是个体经营者、慈善医疗机构和民间组织团体，政府并未发挥应尽的主导作用。从 2003 年至今，政府对基于车载移动的诊疗服务投入数亿元，解决基于车载移动的诊疗服务车及其相关车载医疗设备，并制定相关政策与标准，为其健康发展提供保障。因此，我国基于车载移动的诊疗服务是以提供方为主的。

根据对公共物品、公共服务相关文献研究，结合国内学者构建的公共服务二维分类框架，公共服务的范围包括 10 个方面：公共安全、公共教育、医疗卫生、社会保障、基础设施、公共交通、公共环保、公共信息、文体休闲和科学技术。其中医疗卫生包括：①卫生保健，如儿童免疫、妇女保健和健康体检；②疾病预防与控制，如传染病、多发病、职业病、地方病预防与治疗等；③基本医疗服务；④突发公共卫生事件应急处理等（李秉龙等，2004；林万龙，2007；吕振宇，2010；解建立，2010；李武和胡振鹏，2012；Denhardt R B and Denhardt J V，2000；Boyne et al.，2002；Ancarani，2009；Politt，1990；Briggs，2007；Considine，2003；竺乾威，2008）。

根据文献分析，结合公共服务二维分类框架中医疗卫生部分，并邀请国内 3 名从事移动医疗研究工作的人员，从集里乡、汶川县、互助土族自治县三个样本地区各选择 3 名移动医疗工作者，共计 12 人，对基于车载移动的诊疗服务范围进行讨论，结果是基于车载移动的诊疗服务包括健康教育、健康体检、妇女保健、常见病/多发病的诊断以及重大疾病筛查（萨瓦斯，2002；安瓦·沙，2009；张万宽，2011；Parisi，2003；埃莉诺·奥斯特罗姆，2000；迈克·尔麦金尼斯，2000；Raza et al.，2009；傅征和连平，2005；白净和张永红，2000；张喜雨和张连霞，2006；唐娟和曹富国，2004；于嘉，2005；徐霞，2009）。

基于车载移动的诊疗服务模式是在社会主义市场经济环境下，利用现代化信息技术和专用汽车技术，运用车载医疗设备有机地提供医疗卫生服务的过程。它不仅包括诊疗服务的筹资，而且包括诊疗服务的生产安排、资金的分配与监管方式。

1.3　基于车载移动的诊疗服务模式框架分析

根据公共服务产业理论分析，基于车载移动的诊疗服务也就是在社会主义市场经济环境下基于车载移动的诊疗服务提供、生产与消费的过程。其中，诊疗服务的提供过程是指消费者得到产品的过程，包括服务的授权、获得和监督；诊疗服务的生产过程是指服务得以成为存在物的过程；诊疗服务的消费过程就是集体消费单位选择生产单位的过程。因此，基于车载移动的诊疗服务的过程就是作为提供者的政府、医疗机构代表消费者（居民）的集体利益和需求选择、安排医疗机构以满足消费者需求的过程。

因此，基于车载移动的诊疗服务由三个类型化的基本角色构成，即消费者、生产者和连接生产者与消费者的提供者。其中，提供者起着关键作用。研究基于车载移动的诊疗服务模式也就是从农村医疗和公共卫生服务的角度，研究基于车载移动的诊疗服务提供者、生产者和消费者的作用及其相互关系，研究基于车载移动的诊疗服务模式运行机理及其存在的问题，研究基于车载移动的诊疗服务模式对居民健康状态的改善情况。

基于车载移动的诊疗服务模式构建离不开一定的经济基础，但服务模式与经济发展程度不是一一对应的，它往往与人们的价值标准、意识形态以及一定的政治、文化、社会环境和领导者的意志等多种因素有关。

自2003年以来，中央政府陆续投入数亿元，为中西部地区县级医疗机构配备了农村移动诊疗车，车辆及车载医疗设备的使用单位为县级医疗机构。根据公共服务产业理论分析，结合基于车载移动的诊疗服务中起着关键作用的是提供者这一观点，建立基于车载移动的诊疗服务模式基本框架，如图1-1所示。

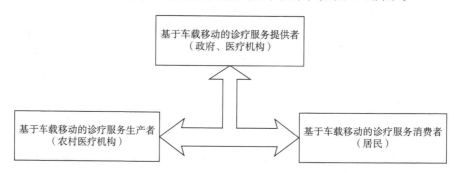

图 1-1 基于车载移动的诊疗服务模式基本框架

随着国家经济的快速发展、社会的全面进步，人民大众对公共物品和公共服务的需求呈多样化且递增的现象。传统的政府作为公共服务供给主体，其一元化供给模式已经不能有效地完成基础的公共服务供给。因此，公共服务供给严重不足成为制约我国经济快速发展的重要因素。自20世纪70年代开始，西方资本主义国家在公共物品与公共服务供给相关领域的创新，为我国公共物品与公共服务供给模式的建立提供了很好的思路。根据文献研究，除由政府直接来承担公共物品或者公共服务以外，还可以借助市场各种力量间接提供公共物品或者公共服务，甚至可以借助非政府组织来提供部分公众所需的公共物品或者公共服务。根据公共物品或公共服务供给主体的不同，从由谁来直接组织公共物品或公共服务生产的角度，可以将公共物品、公共服务提供划分为以下三种形式。

1. 权威型供给模式

权威型供给模式是一种传统的公共物品、公共服务供给模式，政府是供给模式的主体。在公共服务领域中，虽然社会化、民营化已经成为不可逆转的发展趋势，但政府自始至终是最有力量的公共物品、公共服务提供者。公共物品和公共服务具有非竞争性以及非排他性的特征，无法避免"搭便车"的现象出现，导致一些私营企业在政府缺乏供给能力时也不愿意供给。因此，在某些领域只能由政府提供免费的或低价的公共物品与公共服务（Neufeld et al., 2007）。

在权威型供给模式中，政府担任着资金的供应者、生产的安排者、服务的生产者三种角色，直接面向消费者提供公共服务。因此，权威型供给模式亦可称为政府供给模式。

在基于车载移动的诊疗服务模式中，由政府承担基于车载移动的诊疗服务相关资金的投入，并安排相关医疗机构进行生产，向居民提供公共卫生服务及医疗服务等项目的模式称为基于车载移动的诊疗服务政府供给模式，政府理应提供公共服务所需的全部资金。

2. 市场供给模式

随着各个国家经济逐步呈现出一体化和规模化，公共经济也得到了飞速发展，人民对其需求逐步呈现出多样化现象，市场的竞争机制与供给机制在公共物品、公共服务提供中也开始发挥作用。私人企业或组织作为供给主体，采用市场的交易方式，以营利为最终目的提供公共物品或公共服务。市场供给模式的作用方式有以下三种：一是私人企业供应并生产，并拥有一定程度的收益权，这是一种自由市场方式；二是政府作为供应者，由私人企业生产，即政府来出资、私人企业来生产经营，其经营权是从政府那里获得的；三是公共服务与私人服务的公私联合，这种方式提高了公共服务、公共物品的供给效率。

市场供给模式对政府、私人企业、消费者都产生绩效。政府最大的收益是减轻财政负担；私人企业获得投资收益；对于消费者，由于公共服务和公共物品的供给引入了市场的竞争机制，他们获得了更多的选择机会和更优质的公共物品与公共服务。

在基于车载移动的诊疗服务模式中，医疗机构承担基于车载移动的诊疗服务的运行资金，并自行安排生产，把市场机制引入基于车载移动的诊疗服务中，以居民需求为导向提供医疗和公共卫生服务，强调基于车载移动的诊疗服务非营利性，但是运用住院收费方式补偿支出的一种模式即基于车载移动的诊疗服务市场供给模式。

3. 自我供给模式

公共物品和公共服务的自我供给模式是由生产公共物品或公共服务的组织或私人企业以自愿为基础，直接或间接地以当地居民的需求为导向，免费或部分免费地以资金、劳务、信息和技术等形式提供公共服务。自我供给模式主要有三种：一是志愿服务；二是无偿捐赠的公益事业；三是非营利性的收费服务。

在基于车载移动的诊疗服务模式中，自我供给模式主要体现了其自愿性的特点，是社会发展中道德水平提高的体现，并且在一定程度上缓解了政府的财政压力。医疗卫生机构提供医疗和公共卫生服务资金的主要来源是政府和机构本身：一是政府补贴；二是收费服务，在运营过程中缺少雄厚的经济基础。

根据上述文献分析结果，结合基于车载移动的诊疗服务模式基本框架，建立基于车载移动的诊疗服务模式判断矩阵，如图1-2所示。

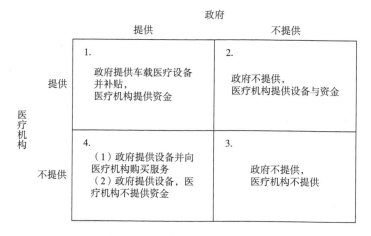

图1-2　基于车载移动的诊疗服务模式判断矩阵

状态1表示政府和医疗机构同时作为基于车载移动的诊疗服务的提供者，由政府出资配备移动诊疗车及车载医疗设备，并委托县级医疗机构进行基于车载移动的诊疗服务的提供且组织生产的一种模式。它隐含的政策含义是，按照政策的要求，一般以卫生行政部门监督为主、规划财务处等相关职能部门人员参与的形式，依托县级医疗机构（通常为县人民医院），充分利用县级医疗机构现有的人力资源和技术资源等平台，免费或者收取部分诊断费用补偿基于车载移动的诊疗服务提供过程中的支出费用，是一种自行运行的服务模式，服务范围是健康体检、健康教育、妇女"两癌"筛查及常见病诊疗，服务对象为辖区内全体居民。结合基于车载移动的诊疗服务模式的判断矩阵分析，可将其归纳为自我供给模式。

状态2表示政府不作为基于车载移动的诊疗服务的提供者，只有医疗机构参与基于车载移动的诊疗服务的提供，即由医疗机构出资购买移动诊疗车及车载医疗设备，并自行组织生产的一种模式。它隐含的政策含义是，在市场经济条件下，在公共物品或公共服务的提供与生产过程中引入市场机制，公共物品或者公共服务由医疗机构提供并且组织生产。基于车载移动的诊疗服务供给是医疗机构根据市场需求，免费提供基于车载移动的诊疗服务（健康教育、健康体检、妇女保健以及常见病/多发病的诊断）。但是此做法比较特别，它既强调基于车载移动的诊疗服务的公益性，又强调基本医疗的非公益性，通过门诊费用、住院费用的收费方式来补偿基于车载移动的诊疗服务的支出并营利，服务范围是老年人健康体检、健康教育及常见病的诊断，主要服务对象是 60 岁以上老年人。这种供给模式可以提高服务提供的效率与水平，结合基于车载移动的诊疗服务模式的判断矩阵分析，可归纳为市场供给模式。

状态 3 表示政府和医疗机构都不作为基于车载移动的诊疗服务的提供者，即未实施基于车载移动的诊疗服务的区域。

状态 4 有两种现象：（1）表示由政府直接作为基于车载移动的诊疗服务的提供者并组织医疗机构生产，即由政府出资为医疗机构配备移动诊疗车及车载医疗设备，并联合多个部门共同筹资，委托医疗机构生产的一种模式。它隐含这样一种正常意蕴，即在市场经济环境下，为农村居民提供基于车载移动的诊疗服务是政府应尽的义务与公共责任，基于车载移动的诊疗服务应纳入国家公共财政支持的范畴，并试图建立农村基于车载移动的诊疗服务体系，是基本医疗服务体系的补充，服务范围是健康体检、健康教育、妇女"两癌"筛查、常见病的诊断以及重大疾病筛查，服务对象是全体居民。结合基于车载移动的诊疗服务模式的判断矩阵分析，可归纳为政府供给模式。（2）表示由政府出资为医疗机构配备移动诊疗车及车载医疗设备，虽然委托医疗机构生产，但是医疗机构因资金缺乏，无法生产相应的服务。

第2章 基于车载移动的诊疗服务模式案例分析

2.1 巡回医疗服务模式分析

20世纪60年代末开始出现以集体经济的集体力量为主的农村合作医疗制度。农村合作医疗制度属于社会主义性质的农村医疗保障制度,是农民在缺医少药的情况下以自愿互助的方式建立起来的。根据公共物品和公共服务提供理论分析,农村基本公共卫生服务与基本医疗服务属于农村合作医疗,并且多数学者认为它也属于公共物品或准公共物品的范畴。按照埃莉诺·奥斯特罗姆的公共服务产业结构理论分析框架,本书认为农村合作医疗制度是农村基本公共卫生服务与基本医疗服务的提供和生产制度,能反映出农村基本公共卫生服务与基本医疗服务的提供者、生产者和消费者。其中,在农村合作医疗制度中基本公共卫生服务、基本医疗服务的生产者包括赤脚医生和巡回医疗队,农村合作医疗制度的基础是这种亦农亦医的赤脚医生和不定期的巡回医疗队。巡回医疗队在农村合作医疗制度中的作用主要表现在:在农村集体经济体制下,它参与了农村基本公共卫生服务与基本医疗服务提供,承担农村基本公共卫生服务与基本医疗服务生产,促进农村基本公共卫生服务与基本医疗服务消费,如图2-1所示。

1. 巡回医疗队参与农村基本公共卫生服务与基本医疗服务的提供

20世纪60年代,农村合作医疗制度是在国家和集体的支持下,农民自愿集资、互相帮助承担基本成本解决疾病风险问题的制度,体现了"民办公助"的原则。当时由政府主导农村合作医疗,大多数农民都是在政府的倡导下被动地参与,实际上医疗保障的提供者是农村集体组织。在巡回医疗服务上,来自省级、市级医疗机构的巡回医疗队一般不自带药品,由当地的医药公司或相关医疗机构(如

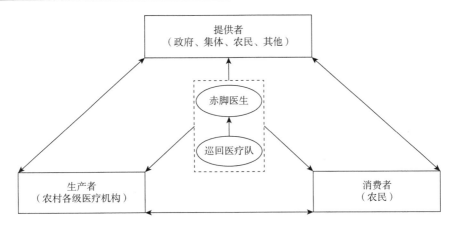

图 2-1　巡回医疗队与农村合作医疗制度的分析框架

卫生室）提供，当地卫生室统一把部分药品支配给巡回医疗队。而部分地区则实行诊断服务和治疗服务分开的方法，接受过诊断服务的患者依据诊断结果到相应的供药机构购买药品。巡回医疗队根据单位情况经常自带医疗器械，如（中小型）外科手术器械，便于做基础手术。

2. 巡回医疗队承担农村基本公共卫生服务与基本医疗服务的生产

在基本公共卫生服务和基本医疗服务提供的过程中，主要由县、乡、村三级医疗机构构建的医疗服务网来承担农民医疗保健服务的生产，基层的村卫生室为基础，乡镇卫生院为枢纽，县级医疗机构为龙头。中华人民共和国成立初期，医疗卫生工作以预防为主，强调基本公共卫生服务和基本医疗服务不以营利为目的，体现其公益性，从而基本上实现了县、乡、村三级医疗卫生资源的整合，进而在广大农村地区基本上建立了成本较为低廉的医疗卫生服务体系。巡回医疗队深入农民群众，与其零距离接触，不仅对患者个人病史进行全面了解，而且可以了解疾病的家族史，甚至某些地方性疾病，这样有利于医务人员量体裁衣、对症下药，医疗效果较好。根据政策要求，巡回医疗负责人要定期向上级领导汇报工作，也就是省卫生行政部门要求省级、市级、县级医务人员每月向领导汇报工作，尤其是典型案例可随时向领导汇报。同时，各级巡回医疗负责人要在汇报工作时进行经验交流，互相学习。

3. 巡回医疗队促进农村基本公共卫生服务与基本医疗服务的消费

在基本公共卫生服务与基本医疗服务消费过程中，农民既是基本公共卫生服务与基本医疗服务消费的集资者也是消费者，他们参与农村合作医疗的筹资，同时在一定程度上也参与了分配。在巡回医疗服务中，医务人员的收费标准是参考当地的医疗收费标准来制定的。根据政策规定，出不起医药费的农民甚至可以减免医药费。享受免费服务的农民必须根据政策规定的流程由下到上经各级机构批准。根据政策规定，在巡回医疗服务过程中，医疗队不向群众收取劳务费，会和当地医疗机构有利益分配协议，如所有医疗利润按比例分红或者全部利润由当地医疗机构所得。

2.2　基于车载移动的诊疗服务模式典型案例

2.2.1　青海省互助土族自治县服务模式

青海省互助土族自治县服务模式是按照政策要求，建立以卫生行政部门监督为主、规划财务处等相关职能部门人员参与监督的形式，依托县级医疗机构（通常为县人民医院），充分利用县级医疗机构现有的人力和技术资源，通过免费或者收取部分诊断费用来补偿基于车载移动的诊疗服务支出的一种自行运行的服务模式，符合基于车载移动的诊疗服务模式判断矩阵状态 1，如图 2-2 所示。

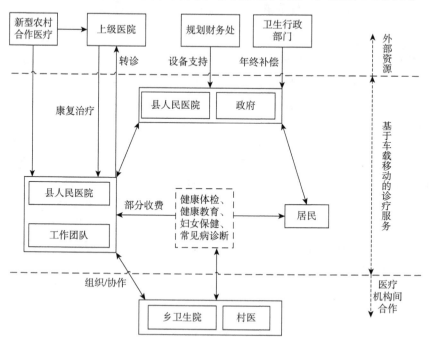

图 2-2　青海省互助土族自治县基于车载移动的诊疗服务自我供给模式

1. 基于车载移动的诊疗服务提供者

卫生部门与规划财务处等相关职能部门负责基于车载移动的诊疗服务的筹资及生产的安排，由卫生、规划财务等相关部门组成的联合部门对其进行管理。此联合部门在强调基本公共卫生服务和基本医疗服务均等化的条件下，每年向基于车载移动的诊疗服务生产单位下达任务，在完成目标的情况下对其进行部分补贴，使其履行社会公益责任。

2. 基于车载移动的诊疗服务生产者

在新型农村合作医疗制度下，卫生行政部门协助新型农村合作医疗管理办公室来确定承担基于车载移动的诊疗服务的医疗机构（一般是县人民医院）。在服务方式上，强调基于车载移动的诊疗服务的公益性和非营利性，在部分诊疗服务免费的情况下，部分医疗项目纳入新型农村合作医疗范畴，其医疗服务行为和药品耗材的价格受到政策的严格限制。

3. 以本地农业人口为主的消费者

在新型农村合作医疗制度下，强调以本地户籍农村人口为基于车载移动的诊疗服务的对象。

4. 服务内容

（1）健康体检：涉及内科、外科、妇产科（妇女"两癌"筛查）、儿科和心电图、B超。

（2）常见病诊治及简单手术治疗。

5. 经费保障

由卫生、规划财务等相关部门对其进行管理，每年向基于车载移动的诊疗服务生产单位下达任务，在完成目标的情况下对其补贴 1 万～3 万元；部分医疗项目纳入新型农村合作医疗范畴，适当收费。

6. 基于车载移动的诊疗服务生产及需求情况

1）基于车载移动的诊疗服务生产情况

2005～2011 年，基于车载移动的诊疗服务年均运行 125 天，年均服务量为 3961人次，年均成本费用为 64 168.2 元，人均成本为 16.2 元/年。

根据基于车载移动的诊疗服务中健康体检及疾病诊断等项目内容，如果消费者在固定化的医疗机构（互助土族自治县人民医院）进行健康体检或疾病诊断治疗，人均体检与诊断费用为 55 元；根据当地人均收入推算互助土族自治县人均日收入为 63.6 元（毛收入）；人均交通费用为 8 元；被服务人员人均成本为 126.6 元/日。按基于车载移动的诊疗服务年均服务量为 3961 人次，推算在固定化的医疗机构（互助土族自治县人民医院）的健康体检及疾病诊疗的年均成本费用为 501 462.6 元。因此，根据基于车载移动的诊疗服务的投入及产出情况来看，运行基于车载移动的诊疗服务使当地被服务人群人均受益 110.4 元，人群总受益 437 294.4 元（表 2-1）。

表 2-1 青海省互助土族自治县基于车载移动的诊疗服务人群受益情况

服务类型	年均服务量/人次	年均成本费用/元	人均成本	被服务人群人均受益/元	被服务人群总受益/元
基于车载移动的诊疗服务	3961	64 168.2	16.2 元/年	110.4	437 294.4
固定化的医疗机构	3961	501 462.6	126.6 元/日	—	—

2）农村居民卫生服务需求情况

根据统计结果可知，互助土族自治县农村居民所患疾病多数是各种慢性疾病，威胁最大的多见病、常见病是心脑血管疾病，其次是慢性支气管炎、风湿性关节炎，如图 2-3 所示。

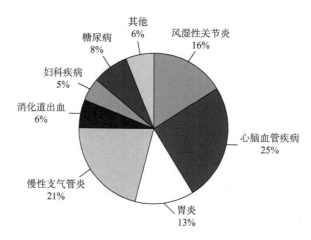

图 2-3 青海省互助土族自治县农村居民卫生服务需求情况

7. 存在的问题

基于车载移动的诊疗服务是一种强调政府组织、引导、支持，农村居民自愿消费，部分医疗服务项目免医疗费和药费，部分医疗检查、诊断项目及其耗材收费的服务，其中收费项目通过新型农村合作医疗补偿。此模式的基于车载移动的诊疗服务是一种互助共济性质的医疗服务，通过政府补贴和部分医疗服务收费的方式，维持这项工作的持续开展。农村居民是推动其开展的主体力量，对基于车载移动的诊疗服务的消费取决于农村居民的主观意愿，政府不强制。但是，由于这是一种由政府组织并由公共财政支持的基于车载移动的诊疗服务工作，具有较为明显的强制性。那么，基于车载移动的诊疗服务在当地的持续运行是根据政策规定的从新型农村合作医疗门诊费用中抽取还是靠卫生行政部门来提供，这将决定基于车载移动的诊疗服务在互助土族自治县的发展方向。因此，如果没有政府强有力的干预，将很难解决基于车载移动的诊疗服务机构开展工作的目的是营利性还是公益性的问题。由于目前仍然没有稳定的管理制度和管办分离的监管体系，基于车载移动的诊疗服务很难得到可持续发展。

2.2.2　集里乡卫生院服务模式

在市场经济条件下，立足新型农村合作医疗制度，在基于车载移动的诊疗服务提供与生产过程中引入市场机制，由医疗机构提供并组织生产，提高服务提供的效率与水平，最终达到营利的目的，如图 2-4 所示。

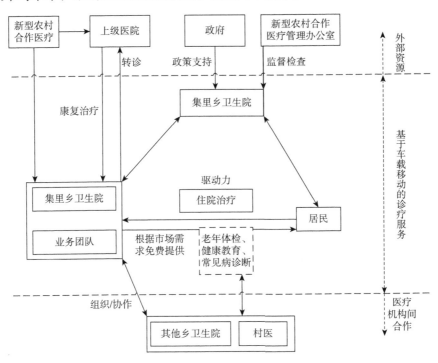

图 2-4　集里乡卫生院基于车载移动的诊疗服务市场供给模式

1. 基于车载移动的诊疗服务的提供者也是生产者

从基于车载移动的诊疗服务提供者来看，集里乡卫生院是基于车载移动的诊疗服务筹资者；从基于车载移动的诊疗服务生产者来看，集里乡卫生院是基于车载移动的诊疗服务生产者。服务的主体是通过卫生行政部门批准并取得医疗机构执业许可证的集里乡卫生院。根据湖南省卫生厅开展的 60 岁以上老年人体检项目和浏阳市卫生局关于体检工作的要求，在卫生行政部门政策的支持下，集里乡卫生院对浏阳市的 12 个乡镇进行全科体检。在服务方式上，实施"前店后厂"的机制，即提供基于车载移动的诊疗服务是免费的，但是在"后厂"看病或者住院的老年人将收取治疗费用，并与新型农村合作医疗制度衔接。新型农村合作医疗管理办公室对其管理和考核，定期进行监督检查，及时发现问题和解决问题，并将检查情况向社会公布。

2. 服务内容

测量身高、体重、腰围、臀围；B 超检查；X 射线胸透；血糖化验；测量血压；心电图检查；五官科检查；外科检查；内科检查；做出健康评价。

3. 经费保障

2009 年，集里乡卫生院购买移动体检车的费用为 46 万元，另有 84.3 万元的相关费用投入，如耗材、职工工资等。根据成本核算，2010 年人力投入为 36.5 万元，车辆燃油及附加费用为 15.19 万元，医疗耗材投入为 23 万元，其他成本投入为 9.76 万元（如食宿、提供早餐（体检者）、宣传等费用）。

4. 基于车载移动的诊疗服务生产及需求情况

1）基于车载移动的诊疗服务生产情况

2010 年 3～11 月，集里乡卫生院对浏阳市 60 岁以上老年人进行了健康体检，覆盖了 12 个乡镇（全市 36 个乡镇）的村和社区。如果除去购买移动医疗设备与移动诊疗车的成本，通过数据分析发现人均成本约为 48.2 元，按表 2-2 基于车载移动的诊疗服务成本分类表计算成本，成本费用增加 6.9 元，人均成本为 53.9 元（表 2-2）。

表 2-2　集里乡卫生院基于车载移动的诊疗服务生产情况

体检乡镇	投入			产出			
	设备成本/元	医疗耗材/元	人力成本/元	应检人数/人	体检人数/人	体检率/%	人均成本/元
杨花乡	15 331.8	28 486.0	68 882.0	2 637	2 222	84.3	43.8
七宝山乡	11 102.1	20 627.4	51 278.8	1 876	1 609	85.8	44.7

续表

体检乡镇	投入			产出			
	设备成本/元	医疗耗材/元	人力成本/元	应检人数/人	体检人数/人	体检率/%	人均成本/元
文家市镇	20 907.0	38 844.6	101 505.0	3 480	3 030	87.1	46.3
蕉溪乡	16 891.2	31 383.4	74 125.4	2 895	2 448	84.6	43.1
三口乡	11 281.5	20 960.7	58 434.9	1 995	1 635	82.0	48.6
中和镇	10 453.5	19 422.3	50 540.4	1 837	1 515	82.5	46.2
小河乡	8 162.7	15 166.1	40 281.1	1 439	1 183	82.2	46.9
张坊镇	14 082.9	26 165.6	72 190.2	2 487	2 041	82.1	48.2
柏加镇	3 077.4	5 717.7	20 649.8	1 256	446	35.5	59.1
古港镇	8 383.5	15 576.3	54 249.8	1 435	1 215	84.7	57.5
龙伏镇	11 730.0	21 794.0	55 845.0	2 045	1 700	83.1	45.7
集里办事处	12 944.4	24 050.3	67 329.7	2 245	1 876	83.6	48.7
合计	144 348.0	268 194.4	715 312.1	25 627	20 920	81.6	53.9

注：人均成本=（医疗耗材+人力成本）/体检人数；合计栏人均成本=（设备成本+医疗耗材+人力成本）/体检人数。

　　根据基于车载移动的诊疗服务中健康体检及疾病诊断等项目，如果消费者在固定化的医疗机构（集里乡卫生院）进行健康体检及疾病诊断，人均体检及诊断费用为120元；根据当地人均收入推算浏阳市农村居民人均日收入为65.5元（毛收入）；人均交通费用为6元；被服务人员人均成本为191.5元/日。按基于车载移动的诊疗服务年均服务量为20 920人次，计算在固定化的医疗机构（集里乡卫生院）进行健康体检及疾病诊疗年均成本费用为400.6万元。根据基于车载移动的诊疗服务的投入及产出情况分析，因为集里乡卫生院提供的基于车载移动的诊疗服务是免费的，所以运行基于车载移动的诊疗服务使当地被服务人群人均受益191.5元，被服务人群总受益400.6万元（表2-3）。

表2-3　集里乡卫生院基于车载移动的诊疗服务人群受益情况

服务类型	年均服务量/人次	年均成本费用/万元	人均成本	被服务人群人均受益/元	被服务人群总受益/万元
基于车载移动的诊疗服务	20 920	112.8	53.9 元/年	191.5	400.6
固定化的医疗机构	20 920	400.6	191.5 元/日	—	—

　　2）65岁以上老年人卫生服务需求情况

　　集里乡卫生院对浏阳市12个乡镇的60岁以上老年人进行免费健康体检，对其健康状况进行分析，为老年保健和疾病防治提供资料，如图 2-5 所示。老年人患病多数是慢性病，高血压比例最高，其次是白内障和冠心病。

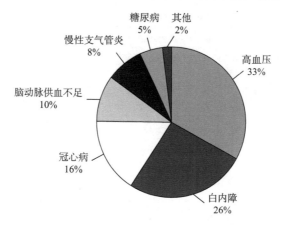

图 2-5　浏阳市 65 岁以上老年人卫生服务需求情况

这种模式是在市场经济条件下，公共物品或公共服务由医疗机构提供并组织生产，在准公共物品或公共服务的提供与生产过程中引入市场机制，可以提高服务提供的效率与水平。基于车载移动的诊疗服务供给是医疗机构根据市场需求强调了提供基于车载移动的诊疗服务的公益性（免费），但是更加强调基本医疗服务的营利性，即通过收取门诊费用、住院费用的方式补偿基于车载移动的诊疗服务支出并营利的一种模式，服务范围是老年人健康体检、健康教育及常见病的诊断，主要服务对象是 60 岁以上老年人。这对于激活农村基本医疗服务市场，加强对各级医疗机构在服务过程中的监督，提高农村医疗服务专业化、社会化管理水平具有重要意义。

5. 存在的问题

基于车载移动的诊疗服务作为一种医疗服务产品，由集里乡卫生院提供并生产，其根本动力必然是追求利益最大化。在新型农村合作医疗准市场机制的环境下，关注老年弱势群体的医疗保健权益，兼顾效率与公平。集里乡卫生院在服务的过程中强调基于车载移动的诊疗服务和新型农村合作医疗服务的公益性与非营利性的同时，更加注重基本医疗服务的营利性。尽管患者在报销过程中除去新型农村合作医疗报销的部分外，还有其他相应的基金或者国家政策支持补偿的部分，但是在后期的医疗服务供给过程中如果监管不严，较为容易出现道德风险、新型农村合作医疗基金支付风险。因此，能否对医疗住院服务进行全程监管是当地卫生行政部门面临的主要问题。

2.2.3　汶川县服务模式

汶川县服务模式是由政府部门直接承担基于车载移动的诊疗服务的提供并组织医疗机构进行生产的一种模式，它隐含这样一种政策意蕴，即在市场经济环境下，为农村居民提供基本公共卫生服务和基本医疗服务是政府应尽的义务与公共责任，基于车载移动的诊疗服务应纳入国家公共财政支持的范畴，如图2-6所示。

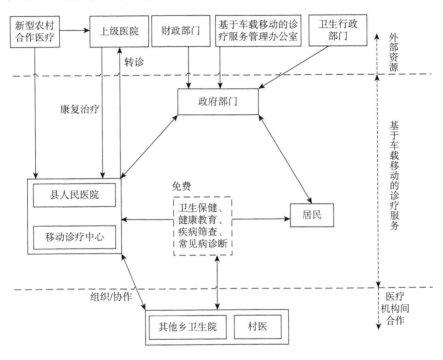

图 2-6　汶川县基于车载移动的诊疗服务政府供给模式

1. 基于车载移动的诊疗服务提供主导者是卫生行政部门

从基于车载移动的诊疗服务提供者来看，县级政府卫生行政部门作为基于车载移动的诊疗服务的主管部门，负责基于车载移动的诊疗服务的筹资，并安排服务的生产、使用和分配。具体表现在，按照现行政策规定，要求建立由县卫生行政部门为主、并由政府相关职能部门参与的基于车载移动的诊疗服务管理办公室作为具体的经办机构。显然，卫生行政部门在提供者结构中起着主导和决定性作用，同时也是政策的主要执行者和实际承担者。

基于车载移动的诊疗服务运行机制如下：在强调财政部门建立分立账户、实行收支两条线的基础上，由卫生行政部门，特别是基于车载移动的诊疗服务管理办公室负责基于车载移动的诊疗服务收支管理、支付补偿和风险控制，并由财政、审计等部门进行监督。

2. 基于车载移动的诊疗服务生产者以公立医疗机构为主

从基于车载移动的诊疗服务生产者来看，在基于车载移动的诊疗服务生产中依托于县人民医院的移动诊疗中心占主导地位。具体来说，基于车载移动的诊疗服务的生产主要依托县人民医院的移动诊疗中心，并由乡镇卫生院和村卫生室协助完成。在管理方式上，基于车载移动的诊疗服务相关设备的购买和日常监管均由县级卫生行政部门负责。在医疗服务偿付方式上，主要实行按项目付费制度。

3. 广覆盖的消费者结构

实施对象是汶川县户籍人口和参加了汶川县的城镇职工、城镇居民基本医疗保险的非户籍居住人员。

4. 服务内容

在实施基本公共卫生服务的基础之上，针对不同年龄段人群的健康问题，提供内科、外科、五官科、妇科、血常规检查、尿常规检查、心电图检查、X射线检查、超声检查等，按照80元/人的标准，对自愿参加健康体检的人员开展免费体检服务及部分医疗诊断服务。

5. 经费保障

（1）体检经费：一是全民健康体检的基础检查费用，主要由县级财政承担，按照80元/人的标准执行；二是健康体检费用，由承担机构按月分类汇总上报县卫生局，经审核后与县经办机构或者财政部门实行专门账户据实结算，由县卫生局拨付至机构，相关筹资部门包括县财政局、县教育局、县卫生局、县医保办公室和县新型农村合作医疗管理办公室。

（2）工作经费：县财政配套工作经费，重点对汶川县移动诊疗中心补偿基于车载移动的诊疗服务的运行费用，2010年为40万元，同时对各乡镇卫生院安排相应资金，用于健康体检和医疗诊断服务活动的宣传、组织、信息录入等工作。

6. 基于车载移动的诊疗服务生产及需求情况

1）基于车载移动的诊疗服务生产情况

汶川县移动诊疗中心在2010年对辖区符合条件的居民提供基于车载移动的诊疗服务，共出勤14人，应检人数为66 530人，体检人数29 735人，医疗耗材为 148 351 元，人力成本为 770 002.7 元，人均成本为 30.9 元，如表 2-4 所示。根据资料统计，计算设备成本和作业成本分别为 26 万元和 2.5 万元，人均成本增加 9.5 元，即基于车载移动的诊疗服务人均成本为 40.4 元。

表 2-4　汶川县基于车载移动的诊疗服务生产情况

体检乡镇	投入			产出			
	设备成本/元	医疗耗材/元	人力成本/元	应检人数/人	体检人数/人	体检率/%	人均成本/元
映秀镇	25 194	25 670	69 298.1	6 295	2 652	42.1	35.8
银杏乡	7 315	9 560	20 531.6	2 729	770	28.2	39.1
漩口镇	66 063	23 554	179 641.9	12 370	6 954	56.2	29.2
三江乡	17 622.5	10 234	48 773.6	4 018	1 855	46.2	31.8
福利院	883.5	1 328	2 566.8	116	93	80.2	41.9
草坡乡	15 770	13 400	43 637.6	4 216	1 660	39.4	34.4
绵虒镇	48 450	19 179	130 914.0	8 880	5 100	57.4	29.4
龙溪乡	23 645.5	9 046	64 155.5	4 680	2 489	53.2	29.4
克枯乡	10 146	3 140	28 237.8	3 947	1 068	27.1	29.4
雁门乡	10 725.5	5 384	28 237.6	7 210	1 129	15.7	29.8
水磨镇	50 711	20 679	138 606.9	9 937	5 338	53.7	29.8
桃关工业园区	5 956.5	7 177	15 401.3	2 132	627	29.4	36.0
合计	282 482.5	148 351	770 002.7	66 530	29 735	44.7	40.4

注：人均成本=（医疗耗材+人力成本）/体检人数；合计栏人均成本=（设备成本+医疗耗材+人力成本）/体检人数；表中乡镇名采用当年名称。

根据基于车载移动的诊疗服务中健康体检及疾病诊断等项目，如果消费者在固定化的医疗机构（汶川县人民医院）进行健康体检及疾病诊断服务，人均体检及诊断费用为 180 元；根据当地人均收入推算汶川农村居民人均日收入为 82.3 元（毛收入）；人均交通费用为 6 元；被服务人员人均成本为 268.3 元/日。按基于车载移动的诊疗服务年均服务量为 29 735 人次，计算在固定化的医疗机构（汶川县人民医院）进行健康体检及疾病诊断的年均成本费用为 797.8 万元。根据基于车载移动的诊疗服务的投入及产出情况来看，由汶川县政府提供的、移动诊疗中心生产的基于车载移动的诊疗服务被当地居民免费享受，因此，调查结果表明运行基于车载移动的诊疗服务使当地被服务人群人均受益 268.3 元，被服务人群总受益 797.8 万元（表 2-5）。

表 2-5　汶川县基于车载移动的诊疗服务人群受益情况

服务类型	年均服务量/人次	年均成本费用/万元	人均成本	被服务人群人均受益/元	被服务人群总受益/万元
基于车载移动的诊疗服务	29 735	120.1	40.4 元/年	268.3	797.8
固定化的医疗机构	29 735	797.8	268.3 元/日	—	—

2）城乡居民卫生服务需求情况

2010 年，对辖区符合条件的居民提供基于车载移动的诊疗服务，见表 2-4。汶川县卫生行政部门可以通过提供基于车载移动的诊疗服务，精确掌握辖区内居民医疗卫生保健及疾病防治数据，有利于各项工作的开展。通过图 2-7，可以看出汶川县城乡居民所患疾病多为慢性病，高血压的患病率居首位，其次为慢性支气管炎和脂肪肝，慢性支气管炎与肺气肿的人数总和超过高血压人数。

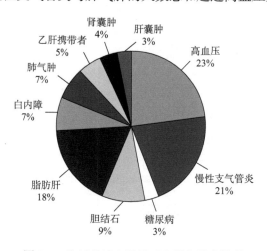

图 2-7　汶川县城乡居民卫生服务需求情况

7. 存在的问题

基于车载移动的诊疗服务政府供给模式的筹资主要靠政府部门的财政支持，并由当地卫生行政部门直接对基于车载移动的诊疗服务的提供与生产进行安排。通过调查发现，当前的卫生行政部门只考虑了基于车载移动的诊疗服务供给数量、供给能力的问题，并没有考虑供给对象与供给结构的问题，即政府所支持的基于车载移动的诊疗服务重点是什么？是基本公共卫生？还是基本医疗？从现阶段政策导向来看，基于车载移动的诊疗服务主要强调了健康体检与常见疾病诊断。但是从实践经验上来说，这种政策的导向必将导致有限的资金流向基本公共卫生；卫生行政部门并没有在县域内合理规划与管理公共卫生预防体系，即没有有效地整合卫生资源，合理施治，造成部门间功能重叠，资源浪费；打乱新型农村合作医疗费用分配，造成基金支付风险。

由于管办不分，卫生行政部门与基于车载移动的诊疗服务机构之间存在利益相关性。政府既是基于车载移动的诊疗服务机构的所有者，也是经营者和监督管理者，所以很难开展有效的监管。

第3章 基于车载移动的诊疗服务模式评价框架研究

3.1 基于车载移动的诊疗服务模式评价框架构建方法

3.1.1 相关文献研究

根据文献分析，回顾患者对远程医疗会诊满意程度的研究，主要的评价指标为患者满意程度调查研究，确认 32 项研究。对 32 项研究的研究方法进行归纳发现，26 项研究采用单纯调查法，5 项研究未确切说明采用的方法，1 项研究采用定性方法。对 32 项研究的设计进行归纳发现，1 项研究是随机对照试验，2 项研究是随机病例抽样试验，1 项研究是病例对照试验。这说明选择标准、方便进行抽样或自愿参加实验项目的为 28 项。对项目的样本量进行分类发现，10 项研究的样本量小于或等于 20，14 项研究的样本量大于 20 且小于或等于 100，7 项研究的样本量大于100，1 项研究的样本量未作说明。总结所有的研究发现，已经发表的研究报告中抽样的患者都很满意。对 32 项研究进行定性分析发现，所有已发表的研究在方法学上存在一定的问题。几乎没有数据说明接受实验的患者的感受以及这种医疗模式最终所产生的效果。因此，已经发表的研究在其研究方法上存在一定的缺陷，如样本量偏小、研究范围较窄，最终限制了研究结果推广的适用性。这些研究结果最终说明生活于不同环境中的患者能够接受远程医疗，但是各项研究的结果并没有对患者的满意程度进行深入的分析，需要医患双方进行进一步的前瞻性探索（van den Berg et al., 2011; Gagnon et al., 2007; Goodale et al., 2007; Kvedar et al., 2006）。

根据文献分析，系统回顾远程医疗干预的成本效益的研究，对查阅的文献进行筛选，其中 55 篇文章的结论有医疗成本数据，结论为远程医疗省钱的文章为20 篇，占比为 36.3%；结论为远程医疗省钱又省时的文章为 11 篇，占比为 20.0%；

结论为医疗成本到达一个阈值远程医疗才有效益的文章为 9 篇，占比为 16.4%；结论需要更多的工作要做才能确定远程医疗成本效益的文章为 7 篇，占比为 12.7%；结论为医生业务素质和工作积极性可降低远程医疗成本的文章为 4 篇，结论为远程医疗不会省钱的文章为 4 篇，各占比为 7.3%。其中，31 篇文章最终结果或只限于假设没有正式的试验数据，或评估指标有缺陷、质量信息缺乏可靠性的基础研究。剩余 24 篇文章基本上局限于简单的成本比较，站在医疗机构的角度分析医疗成本和效益，只注重医疗机构的成本和效益，并没有注重患者受益情况。在这 24 篇文章中，只有 10%的远程医疗干预超过 12 个月。在服务评价中，早期的服务成本和效益的评估不一定反映稳定服务工作状态的成本和效益。因此，目前国外关于远程医疗成本和效益分析中，没有具有说服力的证据证明远程医疗能代表一个符合成本效益的提供医疗保健服务的方式（Kho et al.，2006；Wootton et al.，2011；Koller et al.，2011；Klinar et al.，2011；Doorenbos et al.，2010；Davis et al.，2011；Agha et al.，2009；McKinstry et al.，2009；García-Serrano et al.，2009；Shore et al.，2008；Howard et al.，2007；Bakken et al.，2006；McBeth et al.，2011；Wootton et al.，2011；Mistry，2012；Lamminen et al.，2011；Latifi et al.，2011；Aanesen et al.，2011；Golbeck et al.，2011；Urquhart et al.，2011）。

周丽君和杨友春（1999）认为发展远程医疗有利于打破地域限制，缩小时空，更方便患者，同时节省开支；有利于基层医疗机构借助大型医院人才优势，提高竞争能力，提高医疗质量；有利于大城市中医学专家的作用和效能最大化，进一步提高优势学科的辐射能力；有利于推动医院（特别是西部地区医院）的技术建设、人才培养。

李磊（2008）对我国 11 个省（市）体检机构现状进行了问卷调查，在了解现状的基础上提出建立体检机构评价体系的政策建议；张慧和杨松凯（2008）运用基于层次分析法的模糊综合评价方法对临床科室绩效评价进行研究，构建评价指标并探讨模糊综合评价方法在临床科室绩效评价中的应用；黄芳（2008）应用 Delphi 法建立医院病房护理质量的评价指标，评价指标中增加了心理护理、出入院指导、病历书写等的比例，体现了新形势下患者需求的变化和护理质量内涵的更新；张丹阳等（2007）依据《医院管理评价指南》构建了 16 个三级综合医院绩效评价指标；瞿佳等（2007）研究并构建眼科专科医院评估指标体系，提出了三类指标，为政府和行业对眼科专科医院进行评价提供依据；刘雄飞等（2007）对军队医院综合绩效评价指标体系进行研究，通过指标筛选、权重确定、评价模型选择等步骤构建了四级军队医院综合绩效评价指标体系；杨树平（2007）运用规范化管理方式对体检中心组织结构、岗位管理、管理制度、体检流程、报告质量、技术力量、环境条件等方面进行了研究；李燕等（2004）构筑了军队医院重点专科评价指标；于爽（1994）对医院综合评价指标体系的建立及评价的方法进行研究，收集全国 141 所一、二、三级医院 1991 年的人员、环境/设备/仪器、物资、医疗、科研/训练、信息、效益等七个方面 4 万多项数据，并对医院进行分类研究。

本书根据相关文献，结合公共卫生有关评估指标体系，并按照《中华人民共和国国家发展和改革委员会〈关于编报农村巡回医疗车项目 2011 年建设项目中央预算内专项资金投资计划的通知〉》的建设目标及要求，先后走访汶川县移动诊疗中心、互助土族自治县人民医院和集里乡卫生院，对相关负责人进行专家访谈，初步筛选 7 个一级指标、25 个二级指标，如表 3-1 所示。

表 3-1　基于车载移动的诊疗服务模式评估框架

总目标指标	基于车载移动的诊疗服务综合评价 A																								
一级指标	人员管理 B$_1$				硬性配备管理 B$_2$				管理设置 B$_3$					护理管理 B$_4$		保障管理 B$_5$		健康体检管理 B$_6$					健康管理 B$_7$		
二级指标	职称比例 C$_{11}$	人员比例 C$_{12}$	人员培训 C$_{13}$	技术水平 C$_{14}$	部门设置 C$_{21}$	仪器设备 C$_{22}$	诊疗车的性能 C$_{23}$	场所环境 C$_{24}$	政府重视 C$_{31}$	管理制度 C$_{32}$	管理组织 C$_{33}$	岗位职责 C$_{34}$	安全管理 C$_{35}$	技术考核 C$_{41}$	人性化护理 C$_{42}$	服务体系 C$_{51}$	技术支撑 C$_{52}$	体检流程 C$_{61}$	体检时间 C$_{62}$	报告时间 C$_{63}$	体检结果 C$_{64}$	诊断书写 C$_{65}$	健康档案 C$_{71}$	健康评估 C$_{72}$	健康教育 C$_{73}$

3.1.2　Delphi 专家咨询法

Delphi 的核心是通过匿名方式进行几轮函询征求专家的意见。本书采取 Delphi 的主要目的是通过两轮专家咨询进一步筛选指标和确定指标的权重。笔者对第一轮的意见进行汇总整理后再寄给每位专家，供专家分析判断，提出新的修改意见。经过两轮咨询，专家意见逐步趋于一致。

1. 咨询专家的基本情况

本指标体系的建立采用 Delphi 法，专家咨询的可靠性将直接影响指标体系的科学性。因此，笔者选择专家积极程度这一指标来分析评价研究的可靠性。专家基本情况的描述性分析由性别、年龄、工作单位、工作年限、职称等构成，见表 3-2。

表 3-2　专家基本情况

项目	类别	人数	构成比/%
性别	男	12	80.00
	女	3	20.00
年龄	30～40 岁	3	20.00
	>40～50 岁	5	33.33
	>50～60 岁	6	40.00
	60 岁以上	1	6.67
工作单位	医院	4	26.67
	医学院校	3	20.00
	研究所	3	20.00
	卫生行政部门	5	33.33
工作年限	10 年以下	0	0
	10～20 年	4	26.67
	>20～30 年	7	46.67
	>30～40 年	3	20.00
	40 年以上	1	6.67
职称	初级职称	1	6.67
	中级职称	5	33.33
	副高级职称	4	26.67
	正高级职称	5	33.33
擅长专业	临床医学	4	26.67
	公共卫生	6	40.00
	卫生管理	5	33.33
	全科医学	0	0
	其他	0	0
熟悉程度	非常熟悉	3	20.00
	比较熟悉	10	66.67
	一般	1	6.67
	不太熟悉	1	6.67
	很不熟悉	0	0

注：构成比中由于四舍五入，部分数据加和不等于100%。

从以上信息来看，这些专家具有丰富的基于车载移动的诊疗服务相关知识和经验，思维和判断能力较强，能从不同角度提供较为全面的意见，并有较强的责任心，能够保证此次研究的有效性和可靠性。

2. 专家的积极性

用咨询表的回收率来反映专家咨询的积极性，能反映出专家与此次研究的关系、配合程度。回收率=参与的专家数/全部专家数。本书进行两轮专家咨询，每次发出 15 份调查表，两次全部收回，回收的调查表均有效，有效回收率为 100%。

3. 专家的权威性

专家的权威程度有两个决定因素：一是专家的判断依据，一般用 Ca 来表示；二是专家对指标的熟悉程度，一般用 Cs 来表示。专家的权威程度（Cr）是判断依据（Ca）和熟悉程度（Cs）的算术平均值，即

$$Cr=(Ca+Cs)/2$$

判断依据为工作单位（判断系数分别为医学院校 0.1、研究所 0.1、卫生行政部门 0.05、医院 0.05）、工作年限（判断系数分别为 40 年以上 0.2、30～39 年 0.15、20～29 年 0.1、10～19 年 0.05、10 年以下 0）、职称（判断系数分别为正高级职称 0.2、副高级职称 0.15、中级职称 0.1、初级职称 0.05）、擅长专业（判断系数分别为卫生管理 0.5、公共卫生 0.4、全科医学 0.3、临床医学 0.2、其他 0.1）。各项判断系数之和为总判断系数。总判断系数越趋近于 1，表明专家判断依据越强。

本书将熟悉程度等级分为很不熟悉（0 分）、不太熟悉（0.25 分）、一般（0.5 分）、比较熟悉（0.75 分）、非常熟悉（1 分）；将判断依据等级分为直觉（0.2 分）、同行了解（0.4 分）、理论分析（0.6 分）、实践经验（0.8 分）。

本书两轮专家咨询权威程度分别为 0.742 和 0.806（表 3-3），第二轮专家咨询的权威程度优于第一轮。

表 3-3　两轮专家咨询权威程度

	判断依据（Ca）	熟悉程度（Cs）	权威程度（Cr）
第一轮	0.721	0.763	0.742
第二轮	0.773	0.838	0.806

根据文献研究，权威程度达 0.7 就可以认为权威程度较高。本书权威程度均大于 0.7，所以专家权威程度较高。根据专家权威程度与预测精度之间的函数关系可知，本书预测精度也较高。

4. 专家咨询结果

由咨询专家对备选指标的重要性进行十分制打分，将重要性等级分为很重要（10 分）、比较重要（7.5 分）、一般（5 分）、不重要（2.5 分）、很不重要（0 分）。对于专家的评分，通过算术平均加权法，计算每项三级指标的平均得分，同时计算满分率及变异系数，根据所得的咨询结果，对备选指标进行综合筛选。第一轮专家咨询结果见表 3-4。

表 3-4　第一轮专家咨询结果

二级指标	平均得分	变异系数	满分率/%
人员管理 B_1	8.25	0.313805	40
职称比例 C_{11}	9.25	0.140543	70
人员比例 C_{12}	7.00	0.251218	20
人员培训 C_{13}	8.25	0.194430	10
技术水平 C_{14}	7.50	0.212021	20
硬性配备管理 B_2	7.50	0.192221	20
部门设置 C_{21}	7.00	0.271617	20
仪器设备 C_{22}	7.50	0.212021	20
诊疗车的性能 C_{23}	8.75	0.201921	60
场所环境 C_{24}	7.00	0.204766	10
管理设置 B_3	7.25	0.174500	40
政府重视 C_{31}	6.25	0.377620	10
管理制度 C_{32}	9.50	0.121846	80
管理组织 C_{33}	9.25	0.121442	70
岗位职责 C_{34}	8.00	0.186532	30
安全管理 C_{35}	8.25	0.213420	40
护理管理 B_4	7.25	0.201818	30
技术考核 C_{41}	6.75	0.204205	30
人性化护理 C_{42}	7.75	0.282450	40
保障管理 B_5	6.75	0.315827	20
服务体系 C_{51}	8.25	0.213420	40
技术支撑 C_{52}	8.25	0.213420	40
健康体检管理 B_6	9.25	0.121443	70

续表

二级指标	平均得分	变异系数	满分率/%
体检流程 C_{61}	8.75	0.141474	50
体检时间 C_{62}	8.25	0.238366	60
报告时间 C_{63}	8.50	0.214638	50
体检结果 C_{64}	8.00	0.186531	30
诊断书写 C_{65}	7.00	0.270607	20
健康管理 B_7	8.00	0.235412	40
健康档案 C_{71}	8.00	0.256057	50
健康评估 C_{72}	7.75	0.271345	30
健康教育 C_{73}	9.00	0.154544	60

　　通过系统整理专家咨询的结果，对最初选定的三级指标进行筛选。统计结果显示，每项三级指标的重要性平均得分均大于 6.25，说明专家普遍认为最初选定的指标均是比较重要或者很重要的。人员管理 B_1、政府重视 C_{31}、保障管理 B_5 三项的变异系数高于 0.3，说明专家在这些指标的重要性评价结果上存在较大的分歧。满分率是指标所给满分的专家比例，满分率越高，表示该指标的重要性越高。人员培训 C_{13}、场所环境 C_{24}、政府重视 C_{31} 的满分率均不足 20%，说明专家认为这些指标的重要性不高。

　　根据专家咨询的统计结果和专家意见，对以下指标进行修改、完善。

　　（1）关于"人员管理"和"硬性配备管理"指标，部分专家认为应将"人员管理"与"硬性配备管理"合并为"基本配置"，并且对二级指标进行合并简化，二级指标变为"人员配置""仪器设备""诊疗车的性能""场所环境"。

　　（2）关于"护理管理"（"护理工作"）指标的专家意见是"技术考核"表述不明确，建议在指标解释中进行细化，故参考国家医疗机构护理评估中技术考核的相关指标，采用"护理操作技术合格率"和"基础护理合格率"作为考量标准。

　　（3）关于"体检流程"指标，部分专家认为"体检流程"指标应当归纳在"服务体系"指标中。"体检时间""报告时间""体检结果""诊断书写"含义比较模糊，通过文献研究，改为"体检报告通知时间""体检结果合格率""诊断结果书写合格率"。

　　（4）关于"健康教育"指标，专家认为基于车载移动的诊疗服务内容不仅是公共卫生，也包括疾病诊断，建议改为"健康干预"。

　　根据以上关于各指标的调整，进一步修改专家咨询表，开展第二轮专家咨询。其结果显示，各指标的平均得分介于 6.45～9.8，与第一轮指标评价相比有所提升，说明各位专家对第二轮修正的指标重要性的评价有所提高。同时，各指标变异系数分布在 0.0356～0.2874，与第一轮各指标的变异系数相比显著降低，这说明专家在各指标的重要性的一致性评价上有所提高。

3.1.3　评价指标权重的确定

权重反映了每个指标对总体综合评价结果所做出的贡献，它以数量形式对比、权衡被评价事物在总体中诸因素的相对重要性。确定权重系数须有整体概念，权重反映了不同指标之间重要性的比较以及该指标对评价对象进行评价过程中的重要性。指标权重确定的方法有主观定权法和客观定权法两类，主观定权法主要包括专家评分法、层次分析法、百分权重法、成对比较法等；客观定权法主要包括模糊定权法、秩和比法、相关系数法等。本书依据评价指标权重确定的基本原则——重要性原则、整体性原则，采用层次分析法计算一级指标权重，采用百分权重法计算二级指标权重。

1. 权重确定原则

权重确定首先依据整体性原则，其次依据重要性原则。把每一个指标放在评价指标体系中，其权重隐含不同指标之间重要性的比较以及该指标在对评价对象评价过程中的重要性。按照指标在反映评价对象时的重要性，确定指标权重。相对重要的指标其权重相对高，相对不重要的指标其权重较低。

2. 一级指标权重确定

本书采用层次分析法计算一级指标权重。层次分析法是用于决策和规划的新方法，目前广泛用于社会、经济管理以及宏观决策和系统分析中（郭金玉等，2008）。其基本思想是把复杂问题分解为各个组成因素，将这些因素按支配关系分组，使之形成有序的递阶层次结构；通过两两比较方式，确定层次中诸因素的相对重要性；综合人们的判断，确定诸因素相对重要性的排序；依据这些指标计算出综合评分指标，对评价对象的总评价目标进行评价，依其大小来确定评价对象的优劣等级（王莲芬和许树柏，1990）。表 3-5 为指标相对重要性等级表。

表 3-5　指标相对重要性等级表

标度 b_{ij}	含义	说明
$b_{ij}=B_I/B_J=1$	同等重要	表示因素 B_I 与 B_J 比较，同等重要
$b_{ij}=B_I/B_J=3$	略微重要	表示因素 B_I 与 B_J 比较，略微重要

标度 b_{ij}	含义	说明
$b_{ij}=B_I/B_J=5$	明显重要	表示因素 B_I 与 B_J 比较，明显重要
$b_{ij}=B_I/B_J=7$	非常重要	表示因素 B_I 与 B_J 比较，非常重要
$b_{ij}=B_I/B_J=9$	极端重要	表示因素 B_I 与 B_J 比较，极端重要
$b_{ij}=B_I/B_J=2,4,6,8$	中值	两相邻判断的折中
上列各数的倒数	反比较	表示因素 B_J 与 B_I 比较得到判断 b_{ji}，则 $b_{ij}=1/b_{ij}$

计算权重系数的过程如下。

（1）计算矩阵表中各项指标的初始权重系数：

$$W_i' = \sqrt[n]{b_{i1}b_{i2}\cdots b_{in}}$$

式中，W_i' 为第 i 指标归一化得分值；n 为两两比较的指标个数；$b_{i1},b_{i2},\cdots,b_{in}$ 为指标间两两比较的得分。

（2）计算各项指标的归一化权重系数：

$$W_i = \frac{W_i'}{\sum_{i=1}^m W_i'}$$

（3）逻辑检验：为了判断各项指标的权重之间是否存在逻辑性的错误，首先要做一致性检验，一致性指标（CI）的计算公式如下：

$$CI = \frac{\lambda_{max} - n}{n-1}$$

式中，$\lambda_{max} = \sum_{i=1}^m \frac{\lambda_i}{n}$；$\lambda_i = \sum_{j=1}^m \frac{b_{ij}W_j}{W_i}$。

根据 n 值求出随机一致性指标（RI，见表 3-6），进而求出一致性比值 CR=CI/RI。当 CR<0.1 时，判断矩阵具有满意的一致性；否则，对权重系数重新调整。

表 3-6　1～9 阶平均随机一致性指标 RI 的取值

阶数	1	2	3	4	5	6	7	8	9
RI	0.00	0.00	0.58	0.90	1.12	1.24	1.32	1.41	1.45

本书中，归一化处理后，权重如下：$W_{配置}=0.3127$，$W_{管理}=0.2146$，$W_{保障}=0.1524$，$W_{体检}=0.1436$，$W_{护理}=0.0933$，$W_{健康}=0.0834$。

3. 二级指标权重确定

Satty 在层次分析法中提出计算各层评价指标组合权重的方法，即最后一层评价指标的组合权重等于各层指标权重的连乘积。本书采用连乘积法计算各二、三级指标的组合权重。当评价指标可分层，即某项或某几项评价指标中可分为次级评价指标时，次级评价指标的权重既应考虑其本身在次级评价指标中的权重，又要考虑其所在高层评价指标在所有评价指标中的权重。最后一层评价指标的组合权重等于各层指标权重的连乘积。

3.2　基于车载移动的诊疗服务模式评价指标体系

本书通过文献研究和政策分析，并咨询有关专家，首先建立指标体系雏形，而后经过两轮专家咨询、分析和论证，最终确定基于车载移动的诊疗服务模式评价指标体系，指标体系分为两个层次，确定 6 个一级指标、19 个二级指标，如表 3-7 所示。

表 3-7　基于车载移动的诊疗服务模式评价指标体系及其权重

目标 A	指标 B 及其权重	指标 C	C 相对于 B 的权重	C 相对于 A 的权重	重要性排序
基于车载移动的诊疗服务综合评价 A	基本配置 B_1 0.3127	人员配置 C_{11}	0.4671	0.1461	1
		仪器设备 C_{12}	0.2623	0.0820	3
		诊疗车的性能 C_{13}	0.1461	0.0457	9
		场所环境 C_{14}	0.1245	0.0389	11
	管理体系 B_2 0.2146	政府重视 C_{21}	0.1413	0.0303	14
		管理制度 C_{22}	0.3581	0.0768	4
		管理组织 C_{23}	0.1314	0.0282	15
		岗位职责 C_{24}	0.1939	0.0417	10
		安全管理 C_{25}	0.1753	0.0376	12
	保障工作 B_3 0.1524	服务体系 C_{31}	0.6007	0.0915	2
		技术支撑 C_{32}	0.3993	0.0609	7
	健康体检工作 B_4 0.1436	体检报告通知时间 C_{41}	0.1648	0.0237	18
		体检结果合格率 C_{42}	0.4537	0.0652	6
		诊断结果书写合格率 C_{43}	0.3815	0.0547	8
	护理工作 B_5 0.0933	技术考核 C_{51}	0.7236	0.0675	5
		人性化护理 C_{52}	0.2764	0.0258	16
	健康管理 B_6 0.0834	健康档案 C_{61}	0.4265	0.0356	13
		健康评估 C_{62}	0.3181	0.0256	17
		健康干预 C_{63}	0.2554	0.0222	19

第4章　基于车载移动的诊疗服务模式模糊综合评价

4.1　模糊综合评价模型

模糊方法是针对现实中大量的现象具有模糊性而设计的一种评判模型和方法。模糊综合评价方法是一种基于模糊数学的综合评价方法。模糊综合评价方法根据模糊数学的隶属度理论，把定性评价转化为定量评价，即用模糊数学对受到多种因素制约的事物或对象做出一个总体的评价（谢季坚和刘承平，2006）。它具有结果清晰、系统性强的特点，能较好地解决模糊的、难以量化的问题，适合各种非确定性问题的解决。

模糊综合评价方法既有严格的定量分析，也有对难以定量分析的模糊现象进行主观上的定性描述，把定性描述和定量分析紧密地结合起来。利用模糊综合评价方法可以有效地处理人们在评价过程中本身所带有的主观性，以及客观所遇到的模糊性现象。这种方法在处理难以用精确数学方法描述的复杂系统问题方面表现出独特的优越性，很适用于本书所涉及的基于车载移动的诊疗服务评价。

本书将基于车载移动的诊疗服务评价指标体系分为三个层次，采用二级模糊综合评价方法，其模糊综合评价模型的构建按以下步骤进行。

（1）根据评价目的对评价对象确定评价指标集合 U。

（2）确定评价等级集合 V。

（3）确定各评价指标的权重系数矩阵 W。

（4）确定评价矩阵 R。

（5）进行综合评价。通过权重系数矩阵 W 与评价矩阵 R 的模糊变换得到模糊评判集，基于车载移动的诊疗服务评价指标体系共分为三层，因此可进行两级模糊综合评价（第一级，指标层对准则层的评价；第二级，准则层对目标层的评价）。进行模糊变换时要选择适宜的模糊合成算子。模糊合成算子通常有四种，$M(\wedge,\vee)$ 和 $M(\bullet,\vee)$ 算子在运算中能突出对综合评价起作用的主要因素，但其综合程度比较弱且利用 R 的信息也不充分；$M(\bullet,\oplus)$ 或 $M(\bullet,+)$ 算子不仅考虑了对综合评价起作用的主要因素的影响，且综合程度强，利用 R 信息也较充分。因此，对基于车载移动的诊疗服务综合评价的计算选用 $M(\bullet,\oplus)$ 或 $M(\bullet,+)$ 算子最适合，能够得到满意的评价结果。

（6）评价结果处理。通过对模糊评判集 S 的分析得出综合结论。一般可以采用以下三种方法。

①最大隶属原则：模糊评判集 $S=(S_1,S_2,\cdots,S_n)$，S_i 为等级 v_i 对模糊评判集 S 的隶属度，按最大隶属度原则得出综合结论。该方法虽简单易行，但只考虑隶属度最大的点，没有考虑其他点，损失的信息较多。

②加权平均原则：加权平均原则基于这样的思想——将等级看作一种相对位置，使其连续化。为了能定量处理，不妨用 $1,2,\cdots,n$ 依次表示各等级，并称为各等级的秩。用 S 中对应分量将各等级的秩加权求和，得到评价对象的相对位置。

③模糊向量单值化：如果给等级赋予分值，然后用 S 中对应的隶属度将分值加权求平均就可以得到一个点值，便于比较排序。多个评价对象可以用此方法由大到小排出次序。

本书将对所评价的多个基于车载移动的诊疗服务模式进行排序以及比较，所以选用第三种方法。

4.2　实　证　研　究

4.2.1　评价对象及目的

本书根据建立的评价指标体系和上述的模糊综合评价方法对四川省汶川县、湖南省集里乡、青海省互助土族自治县三个样本地点进行评价；同时对影响基于车载移动的诊疗服务模式的主要因素进行分析，为该评价体系能在更大范围内得以应用奠定基础。

4.2.2　评价模型建立及实施

本书将基于车载移动的诊疗服务评价指标体系分为三个层次，采用二级模糊综合评价方法，其模糊综合评价模型的构建按以下步骤进行。

1. 根据评价目的对评价对象确定评价指标集合 U

将总目标 A 分为 6 个准则 B_i（$i=1,2,\cdots,6$），构成准则层，即

A={ $B_1,B_2,\cdots,B_6$ }={基本配置,管理体系,保障工作,健康体检工作,护理工作,健康管理}。

B 层又各包含 n 个指标 B_i={ $C_{i1},C_{i2},\cdots,C_{in}$ }，称为指标层，分别为

基本配置 B_1={人员配置 C_{11},仪器设备 C_{12},诊疗车的性能 C_{13},场所环境 C_{14} }；

管理体系 B_2={政府重视 C_{21},管理制度 C_{22},管理组织 C_{23},岗位职责 C_{24},安全管理 C_{25} }；

保障工作 B_3={服务体系 C_{31},技术支撑 C_{32} }；

健康体检工作 B_4={体检报告通知时间 C_{41},体检结果合格率 C_{42},诊断结果书写合格率 C_{43} }；

护理工作 B_5={技术考核 C_{51},人性化护理 C_{52} }；

健康管理 B_6={健康档案 C_{61},健康评估 C_{62},健康干预 C_{63} }。

2. 确定评价等级集合 V

众所周知，做任何评价之前都需要一个衡量尺度，即先确定一个评价标准，如果没有评价标准，那么人们对度量结果的好与坏、优与劣无法做出判断。因此，基于车载移动的诊疗服务评价指标体系确定后，就需要明确制定各项指标的具体的评价标准用于等级评判，分析收集的资料中对象的特征值，并与先前确定的标准值进行比较，进而把具体指标的评判值转换为评价值用以确定被评价对象的优劣等级，最后针对评价指标分析提出相应的改进措施与建议。可见，基于车载移动的诊疗服务评价标准是基于车载移动的诊疗服务评价指标体系的重要组成部分，这个评价标准也会影响对评价结果处理的合理性。

本书借鉴相关领域的研究成果，通过专家咨询，将基于车载移动的诊疗服务评价标准划分为四个等级，基于车载移动的诊疗服务完善程度依次为很好、好、一般、差。"很好"就是基于车载移动的诊疗服务机构物资齐全、管理制度完善、保障有力、全面服务、服务有效、后续服务持续跟进。"差"是指基于车载移动的诊疗服务机构物资、管理、保障、服务及其后续服务都不当，无法完成基于车载移动的诊疗服务相关工作任务。

目前，对基于车载移动的诊疗服务评价尚无明确的统一的标准。综合来看，基于车载移动的诊疗服务的评价标准具有相对性与动态性的特征，不同区域/不同规模的运行机构、不同类型的医疗卫生机构、所提供的医疗服务的特殊性与复杂性及不同人群的服务期望值都将会影响构建评价标准的统一性。基于车载移动的

诊疗服务的评价标准制定得好与坏将直接影响其评价结果的科学性与可信性。因此，在制定其指标评价标准值时，需要结合目前卫生领域相关研究成果，充分考虑基于车载移动的诊疗服务的相对性和动态性。

本书参照目前我国卫生领域中相关法律、法规与卫生行政部门下发文件的政策和规定，并通过文献研究，确定基于车载移动的诊疗服务评价标准值。对某些难以准确定量统计的定性指标的评价标准值采用定性描述，参照相关文献研究成果，并结合基于车载移动的诊疗服务的具体情况做适当的调整。具体情况如表 4-1 所示。

表 4-1　指标的评价标准

评价等级 评价指标	很好	好	一般	差
人员配置 C_{11}	带队医师是主任医师，护士组长是主任护师；100%的医务人员岗前规范化培训；单科医师的诊疗工作量≤40人/日	带队医师是副主任医师，护士组长是副主任护师；90%的医务人员岗前规范化培训；单科医师的诊疗工作量≤60人/日	带队医师是主治医师，护士组长是主管护师；60%的医务人员岗前规范化培训；单科医师的诊疗工作量>80人/日≤80人/日	带队医师是主治医师，护士组长是护士；医务人员无岗前规范化培训；单科医师的诊疗工作量>80人/日
仪器设备 C_{12}	设备配置与诊疗服务要求相适应，相关护理设施齐备，其管理程序详细、全面且严格执行	设备配置与诊疗服务要求基本相适应，相关护理设施齐全，管理程序基本详细、全面且执行	配备相关医疗护理设施，制定设备管理程序	相关医疗护理设施配备不齐全，其管理程序制定不详细并且执行情况无记录
诊疗车的性能 C_{13}	车辆发动机功率≥200hp（1hp=0.7457kW），车型、车材料及基本配置满足当地诊疗服务需求；具备车载电源、医疗信息系统、杀菌系统、车载通信、空调等当地必备装置	车辆发动机功率≥200 hp，车型、车材料及基本配置满足当地诊疗服务需求；具备车载电源、医疗信息系统	车辆发动机功率≥200hp，车型、车材料及基本配置满足当地诊疗服务需求	车辆发动机功率<200hp，车型、车材料及基本配置不能完全满足当地诊疗服务需求
场所环境 C_{14}	除考虑移动诊疗车停车空间外，还应考虑一定数量的其他车辆的停车面积；远离易燃、易爆源；工作场所在150m²以上，便于人群疏散；不间断供电	移动诊疗车停车要考虑一辆其他车辆的停车面积；远离易燃、易爆源；工作场所在100m²以上，便于人群疏散；不间断供电	远离易燃、易爆源；工作场所小于100m²，便于人群疏散；不间断供电	远离易燃、易爆源
政府重视 C_{21}	省卫生厅、卫生局制定管理办法，下达任务，信息月报；制定相关配套政策，如政策性减免、政策性收费等；并和交通部门等沟通给予方便；年终奖励	省卫生厅、卫生局制定管理办法，下达任务，信息月报；年终奖励	省卫生厅、卫生局制定管理办法，下达任务，信息月报	省卫生厅、卫生局制定管理办法

续表

评价等级 评价指标	很好	好	一般	差
管理制度 C_{22}	严格遵循人员与技术准入制度，工作规范和操作程序制定严格，实行责任制度，落实考核奖惩制度与监督制度	遵循人员与技术准入制度，工作规范和操作程序制定严格，未实行责任制度与考核奖惩制度	遵循人员与技术准入制度，工作规范和操作程序制定得不科学	相关管理制度缺乏建设
管理组织 C_{23}	设置专职的领导小组和固定的办公室场所，成立诊疗专家组、质量控制小组和诊疗监督检查组，工作规范全面开展	设置诊疗各管理组织，工作基本规范全面开展	设置诊疗管理组织，工作开展情况无记录	诊疗管理组织不存在或不健全，不能保证诊疗工作的落实
岗位职责 C_{24}	各岗位制定的管理目标明确，建立岗位责任制，服务质量责任落实到人	主管领导承担诊疗服务责任，有管理目标及职责条例且落实到位	制定管理目标，并且责任落实到位	权责不清，相关管理责任落实不到位
安全管理 C_{25}	制定岗前教育制度，并针对突发卫生事件进行应急处理培训，每2周一次的应急演练包括自然灾害、大型交通事故等各种突发事件；制定安全责任制度，落实应急预案	制定岗前教育制度，并进行突发卫生事件的应急处理培训，每3周一次的应急演练包括自然灾害、大型交通事故等各种突发事件；制定安全责任制度，基本落实应急预案	制定岗前教育制度，并进行突发卫生事件的应急处理培训；制定安全责任制度，基本落实应急预案	岗前教育培训不完全，无安全责任制度
服务体系 C_{31}	建立与县、乡、村医疗机构沟通协助规范，制定科学合理有效的诊疗服务流程和规范，护理人员全程引导并针对不同对象进行职业健康教育	建立与乡医疗机构沟通协助规范，制定合理的诊疗服务流程，针对部分人群进行职业健康教育	建立与其他医疗机构沟通协助规范，制定合理的诊疗服务流程，针对部分人群进行职业健康教育	制定单一的诊疗服务流程，没有开展任何职业健康教育
技术支撑 C_{32}	医师在综合医院临床岗位工作10年以上；护士有6年以上的临床护理工作经验	医师在综合医院临床岗位工作8年以上；护士有4年以上的临床护理工作经验	医师在综合医院临床岗位工作3年以上；护士有2年以上的临床护理工作经验	医师在综合医院临床岗位工作不到2年；护士有不到1年的临床护理工作经验
体检报告通知时间 C_{41}	1～3天	4～6天	7～10天	10天以上
体检结果合格率 C_{42}	100%	≥90%	≥80%	<80%
诊断结果书写合格率 C_{43}	100%	≥90%	≥80%	<80%
技术考核 C_{51}	基础护理合格率与基础护理技术操作合格率均≥95%	基础护理合格率与基础护理技术操作合格率均≥90%	基础护理合格率与基础护理技术操作合格率均≥85%	基础护理合格率与基础护理技术操作合格率均<85%

续表

评价等级 评价指标	很好	好	一般	差
人性化护理 C₅₂	着装规范，文明礼貌，有主动服务意识，服务过程注重保护隐私，开展多样的健康教育活动	着装规范，主动服务，保护隐私、健康教育活动及方式稍逊	着装规范、文明礼貌服务，健康教育形式较单一	人性化护理欠缺
健康档案 C₆₁	对多次体检结果及诊断结果进行汇总，详细记录被服务者的个人生活习惯、家族史、既往病史、诊断、治疗情况，具备现代化网络管理能力，能实现健康档案的共享	对本次体检结果及诊断结果进行汇总，详细记录被服务者的个人生活习惯、家族史、既往病史、诊断及治疗情况，网络共享与管理欠缺	汇总体检结果及诊断结果，未建立居民健康档案，只发送体检报告	无居民健康档案，只是堆砌检查结果
健康评估 C₆₂	对各项体检与诊断结果详细解释，准确评估及预测被服务者的健康状况与发展趋势	对体检与诊断结果进行解释，对被服务者当前健康状况给出结论	只对体检与诊断结果进行解释	无体检与诊断结果解释
健康干预 C₆₃	根据健康评估出的结果制定有效干预方案，包括相关疾病的预防知识、运动方案、营养干预方案等，为每位被服务者量身制定健康促进计划	仅提供干预方案，其针对性不明显	仅对体检结果提出较为单一的矫治意见，并未见干预方案	无任何健康干预方案

基本配置是实现基于车载移动的诊疗服务质量管理目标的基本因素。对基本配置评价的基本要素包含提供服务的各医务组人员配置、仪器设备、诊疗车的性能及场所环境等内容。

人员配置、仪器设备和诊疗车的性能评价标准主要参考了《中华人民共和国国家发展和改革委员会〈关于编报农村巡回医疗车项目 2011 年建设项目中央预算内专项资金投资计划的通知〉》和卫生部《"国家医疗队"巡回医疗项目》，如业务组医师要具备与其所在移动诊疗车提供服务项目相对应的执业医师资格，并在当地市级或县级卫生行政部门注册过；各组医师应具有 2 年以上的在二级甲等或以上医院的本专业工作经验；服务项目包括内科检查、外科检查、妇科检查、眼科检查、口腔科检查、耳鼻咽喉科检查、医学影像诊断、医学检验等；车载医疗设备有血压计、检查床、听诊器、身高计、测量尺、体重计、出诊箱、X 光机/DR、生化分析仪、钼靶 X 射线设备、电子阴道镜等。

管理体系是实现基于车载移动的诊疗服务质量管理目标的关键因素。对管理体系评价的基本要素包括政府重视、管理制度、管理组织、岗位职责、安全管理等内容。

该评价体系的设计依据是《医院管理评价指南》（2008 年版）与医院管理方面相关的规章制度，也参考了《医疗机构基本标准（试行）》的相关规定，对基于车载移动的诊疗服务管理组织、管理制度和岗位职责等进行评价。

保障工作是实现基于车载移动的诊疗服务质量管理目标的决定因素。对保障工作评价的内容包括基于车载移动的诊疗服务的服务体系和技术支撑等。

技术支撑借鉴《健康体检管理暂行规定》中最低人员素质要求，以"四分法"确定各评价等级的标准。服务体系参考国内学者对体检、就诊流程与管理的相关研究成果。

健康体检工作是基于车载移动的诊疗服务质量整体评价的核心内容，以规范体检、医疗诊断工作效果和效率为重点，评价基于车载移动的诊疗服务中体检报告通知时间、体检结果合格率、诊断结果书写合格率等内容。

体检报告通知时间参考《体检机构管理办法》，要求在基于车载移动的诊疗服务中，应当自体检服务和诊断服务完成之日起 10 日内向被服务者提交书面体检报告，用天数递减分段的方法来确定评价等级优劣。体检结果合格率与诊断结果书写合格率以《医院管理评价指南》中综合医院的评价指标作为参考值，依次分为等于 100%、小于 100% 且大于等于 90%、小于 90% 且大于等于 80%、小于 80%四个评价等级来评价体检结果合格率和诊断结果书写合格率。笔者请权威专家来评判抽样的体检报告、诊断结果是否合格。

护理工作是基于车载移动的诊疗服务质量整体评价的重要内容。评价的内容一般包括人性化的护理服务、基础护理合格率与基础护理技术操作合格率三方面的内容。依据《医院管理评价指南》的规定，三级医院的基础护理合格率应大于等于 95%、二级医院的基础护理合格率应大于等于 90%、一级医院的基础护理合格率应大于等于 85%；三级医院的基础护理技术操作合格率应大于等于 90%、二级医院的基础护理技术操作合格率应大于等于 85%、一级医院的基础护理技术操作合格率应大于等于 80%。

健康管理是对威胁人体健康的社会危险因素进行管理（如不健康的生活方式和膳食结构、体力活动不足、心理失衡等），是针对一些慢性非传染性疾病预防的新服务模式，是对人体健康与疾病的全方面评估，从而解决慢性非传染性疾病的预防控制问题。健康管理反映了基于车载移动的诊疗服务后续服务是否提供，及其服务效果如何，也是基于车载移动的诊疗服务质量评价的重要因素。健康管理内容包括健康档案、健康评估和健康干预。

3. 确定各评价指标的权重系数矩阵 W

指标的权重值包括准则层 B 层相对于总目标层 A 层的权重集 W_B 和指标层 C 层相对于准则层 B 层的权重集 W_C。总权重是每个指标 W_C 乘以其所对应准则层 W_B 的分值。权重在第 3 章已确定。

4. 确定评价矩阵 R

收集四川省汶川县、湖南省集里乡、青海省互助土族自治县三个样本地区的数据和相关资料，分别用 SW、HJ、QH 代表三个地区。根据资料性质，分别进行定性资料和定量资料处理分析，把分析处理的资料及结果通过电子邮件发送给 15 位专家。15 位专家根据资料的分析结果，结合每人在三个样本地区实地考察过程中的所知所见所闻，根据每一个指标的 4 个优劣等级对三个样本地区的基于车载移动的诊疗服务进行评判，最终得到的综合判断矩阵如表 4-2～表 4-4 所示。

表 4-2　SW 综合判断矩阵

评价指标 ＼ 评价等级	很好	好	一般	差
人员配置 C_{11}	0	0	1	0
仪器设备 C_{12}	1	0	0	0
诊疗车的性能 C_{13}	1	0	0	0
场所环境 C_{14}	0	1	0	0
政府重视 C_{21}	1	0	0	0
管理制度 C_{22}	1	0	0	0
管理组织 C_{23}	0	1	0	0
岗位职责 C_{24}	1	0	0	0
安全管理 C_{25}	0	0	1	0
服务体系 C_{31}	1	0	0	0
技术支撑 C_{32}	1	0	0	0
体检报告通知时间 C_{41}	0	1	0	0
体检结果合格率 C_{42}	1	0	0	0
诊断结果书写合格率 C_{43}	0	1	0	0
技术考核 C_{51}	1	0	0	0
人性化护理 C_{52}	0	1	0	0
健康档案 C_{61}	1	0	0	0
健康评估 C_{62}	0	1	0	0
健康干预 C_{63}	0	0	1	0

表 4-3　HJ 综合判断矩阵

评价指标 ＼ 评价等级	很好	好	一般	差
人员配置 C_{11}	0	0	0	1
仪器设备 C_{12}	0	1	0	0
诊疗车的性能 C_{13}	0	1	0	0
场所环境 C_{14}	0	0	1	0
政府重视 C_{21}	0	1	0	0

续表

评价指标 \ 评价等级	很好	好	一般	差
管理制度 C_{22}	0	0	1	0
管理组织 C_{23}	0	1	0	0
岗位职责 C_{24}	0	1	0	0
安全管理 C_{25}	0	0	0	1
服务体系 C_{31}	0	1	0	0
技术支撑 C_{32}	0	0	1	0
体检报告通知时间 C_{41}	0	0	1	0
体检结果合格率 C_{42}	1	0	0	0
诊断结果书写合格率 C_{43}	1	0	0	0
技术考核 C_{51}	0	1	0	0
人性化护理 C_{52}	0	1	0	0
健康档案 C_{61}	0	1	0	0
健康评估 C_{62}	0	0	1	0
健康干预 C_{63}	0	0	1	0

表 4-4　QH 综合判断矩阵

评价指标 \ 评价等级	很好	好	一般	差
人员配置 C_{11}	1	0	0	0
仪器设备 C_{12}	0	1	0	0
诊疗车的性能 C_{13}	0	0	1	0
场所环境 C_{14}	1	0	0	0
政府重视 C_{21}	0	1	0	0
管理制度 C_{22}	1	0	0	0
管理组织 C_{23}	0	1	0	0
岗位职责 C_{24}	0	1	0	0
安全管理 C_{25}	0	0	1	0
服务体系 C_{31}	0	0	1	0
技术支撑 C_{32}	0	1	0	0
体检报告通知时间 C_{41}	1	0	0	0
体检结果合格率 C_{42}	1	0	0	0
诊断结果书写合格率 C_{43}	1	0	0	0

续表

评价等级 评价指标	很好	好	一般	差
技术考核 C_{51}	1	0	0	0
人性化护理 C_{52}	0	1	0	0
健康档案 C_{61}	0	0	1	0
健康评估 C_{62}	0	1	0	0
健康干预 C_{63}	0	0	1	0

5. 进行综合评价

1）一级模糊综合评价

已知评价权重和评价矩阵，依据计算公式：

$$B_i = W_{Ci} \times R_i = (W_{Ci1}, W_{Ci2}, \cdots, W_{Cin}) \times \begin{bmatrix} r_{i11} & r_{i12} & r_{i13} & r_{i14} \\ r_{i21} & r_{i22} & r_{i23} & r_{i24} \\ \vdots & \vdots & \vdots & \vdots \\ r_{in1} & r_{in2} & r_{in3} & r_{in4} \end{bmatrix}$$

本书"×"采用 $M(\bullet, +)$ 算子，计算借助 MATLAB 数学工具，分别计算出 SW、HJ、QH 的一级评价结果，如表 4-5～表 4-7 所示。

表 4-5　SW 一级评价结果

$$B_1 = (0.4671, 0.2623, 0.1461, 0.1245) \times \begin{bmatrix} 0 & 0 & 1 & 0 \\ 1 & 0 & 0 & 0 \\ 1 & 0 & 0 & 0 \\ 0 & 1 & 0 & 0 \end{bmatrix} = (0.4084\ \ 0.1245\ \ 0.4671\ \ 0)$$

$$B_2 = (0.1413, 0.3581, 0.1314, 0.1939, 0.1753) \times \begin{bmatrix} 1 & 0 & 0 & 0 \\ 1 & 0 & 0 & 0 \\ 0 & 1 & 0 & 0 \\ 1 & 0 & 0 & 0 \\ 0 & 0 & 1 & 0 \end{bmatrix} = (0.6933\ \ 0.1314\ \ 0.1753\ \ 0)$$

$$B_3 = (0.6007, 0.3993) \times \begin{bmatrix} 1 & 0 & 0 & 0 \\ 1 & 0 & 0 & 0 \end{bmatrix} = (1\ \ 0\ \ 0\ \ 0)$$

$$B_4 = (0.1648, 0.4537, 0.3815) \times \begin{bmatrix} 0 & 1 & 0 & 0 \\ 1 & 0 & 0 & 0 \\ 0 & 1 & 0 & 0 \end{bmatrix} = (0.4537\ \ 0.5463\ \ 0\ \ 0)$$

$$B_5 = (0.7236, 0.2764) \times \begin{bmatrix} 1 & 0 & 0 & 0 \\ 0 & 1 & 0 & 0 \end{bmatrix} = (0.7236\ \ 0.2764\ \ 0\ \ 0)$$

$$B_6 = (0.4265, 0.3181, 0.2554) \times \begin{bmatrix} 1 & 0 & 0 & 0 \\ 0 & 1 & 0 & 0 \\ 0 & 0 & 1 & 0 \end{bmatrix} = (0.4265\ \ 0.3181\ \ 0.2554\ \ 0)$$

表 4-6　HJ 一级评价结果

$$B_1 = (0.4671, 0.2623, 0.1461, 0.1245) \times \begin{bmatrix} 0 & 0 & 0 & 1 \\ 0 & 1 & 0 & 0 \\ 0 & 1 & 0 & 0 \\ 0 & 0 & 1 & 0 \end{bmatrix} = (0 \ 0.4084 \ 0.1245 \ 0.4671)$$

$$B_2 = (0.1413, 0.3581, 0.1314, 0.1939, 0.1753) \times \begin{bmatrix} 0 & 1 & 0 & 0 \\ 0 & 0 & 1 & 0 \\ 0 & 1 & 0 & 0 \\ 0 & 1 & 0 & 0 \\ 0 & 0 & 0 & 1 \end{bmatrix} = (0 \ 0.4666 \ 0.3581 \ 0.1753)$$

$$B_3 = (0.6007, 0.3993) \times \begin{bmatrix} 0 & 1 & 0 & 0 \\ 0 & 0 & 1 & 0 \end{bmatrix} = (0 \ 0.6007 \ 0.3993 \ 0)$$

$$B_4 = (0.1648, 0.4537, 0.3815) \times \begin{bmatrix} 0 & 0 & 1 & 0 \\ 1 & 0 & 0 & 0 \\ 1 & 0 & 0 & 0 \end{bmatrix} = (0.8352 \ 0 \ 0.1648 \ 0)$$

$$B_5 = (0.7236, 0.2764) \times \begin{bmatrix} 0 & 1 & 0 & 0 \\ 0 & 1 & 0 & 0 \end{bmatrix} = (0 \ 1 \ 0 \ 0)$$

$$B_6 = (0.4265, 0.3181, 0.2554) \times \begin{bmatrix} 0 & 1 & 0 & 0 \\ 0 & 0 & 1 & 0 \\ 0 & 0 & 1 & 0 \end{bmatrix} = (0 \ 0.4265 \ 0.5735 \ 0)$$

表 4-7　QH 一级评价结果

$$B_1 = (0.4671, 0.2623, 0.1461, 0.1245) \times \begin{bmatrix} 1 & 0 & 0 & 0 \\ 0 & 1 & 0 & 0 \\ 0 & 0 & 1 & 0 \\ 1 & 0 & 0 & 0 \end{bmatrix} = (0.5916 \ 0.2623 \ 0.1461 \ 0)$$

$$B_2 = (0.1413, 0.3581, 0.1314, 0.1939, 0.1753) \times \begin{bmatrix} 0 & 1 & 0 & 0 \\ 1 & 0 & 0 & 0 \\ 0 & 1 & 0 & 0 \\ 0 & 1 & 0 & 0 \\ 0 & 0 & 1 & 0 \end{bmatrix} = (0.3581 \ 0.4666 \ 0.1753 \ 0)$$

$$B_3 = (0.6007, 0.3993) \times \begin{bmatrix} 0 & 0 & 1 & 0 \\ 0 & 1 & 0 & 0 \end{bmatrix} = (0 \ 0.3993 \ 0.6007 \ 0)$$

$$B_4 = (0.1648, 0.4537, 0.3815) \times \begin{bmatrix} 1 & 0 & 0 & 0 \\ 1 & 0 & 0 & 0 \\ 1 & 0 & 0 & 0 \end{bmatrix} = (1 \ 0 \ 0 \ 0)$$

$$B_5 = (0.7236, 0.2764) \times \begin{bmatrix} 1 & 0 & 0 & 0 \\ 0 & 1 & 0 & 0 \end{bmatrix} = (0.7236 \ 0.2764 \ 0 \ 0)$$

$$B_6 = (0.4265, 0.3181, 0.2554) \times \begin{bmatrix} 0 & 0 & 1 & 0 \\ 0 & 1 & 0 & 0 \\ 0 & 0 & 1 & 0 \end{bmatrix} = (0 \ 0.3181 \ 0.6819 \ 0)$$

2）二级模糊综合评价

依据准则层 B 层相对于目标层 A 层的权重及一级评价结果，以与 1）相同的方法分别计算出 SW、HJ、QH 的二级评价结果。

SW 的二级评价结果如下：

$$S = W_B \times B = (W_{B1}, W_{B2}, \cdots, W_{B6}) \times \begin{bmatrix} W_{C1} & \times & R_1 \\ W_{C2} & \times & R_2 \\ W_{C3} & \times & R_3 \\ W_{C4} & \times & R_4 \\ W_{C5} & \times & R_5 \\ W_{C6} & \times & R_6 \end{bmatrix}$$

$$= (0.3127, 0.2146, 0.1524, 0.1436, 0.0933, 0.0834) \times \begin{bmatrix} 0.4084 & 0.1245 & 0.4671 & 0 \\ 0.6933 & 0.1314 & 0.1753 & 0 \\ 1 & 0 & 0 & 0 \\ 0.4537 & 0.5463 & 0 & 0 \\ 0.7236 & 0.2764 & 0 & 0 \\ 0.4265 & 0.3181 & 0.2554 & 0 \end{bmatrix}$$

$$= (0.5971 \quad 0.1979 \quad 0.2050 \quad 0)$$

HJ 的二级评价结果如下：

$$S = W_B \times B = (W_{B1}, W_{B2}, \cdots, W_{B6}) \times \begin{bmatrix} W_{C1} & \times & R_1 \\ W_{C2} & \times & R_2 \\ W_{C3} & \times & R_3 \\ W_{C4} & \times & R_4 \\ W_{C5} & \times & R_5 \\ W_{C6} & \times & R_6 \end{bmatrix}$$

$$= (0.3127, 0.2146, 0.1524, 0.1436, 0.0933, 0.0834) \times \begin{bmatrix} 0 & 0.4084 & 0.1245 & 0.4671 \\ 0 & 0.4666 & 0.3581 & 0.1753 \\ 0 & 0.6007 & 0.3993 & 0 \\ 0.8352 & 0 & 0.1648 & 0 \\ 0 & 1 & 0 & 0 \\ 0 & 0.4265 & 0.5735 & 0 \end{bmatrix}$$

$$= (0.1199 \quad 0.4483 \quad 0.2481 \quad 0.1837)$$

QH 的二级评价结果如下：

$$S = W_B \times B = (W_{B1}, W_{B2}, \cdots, W_{B6}) \times \begin{bmatrix} W_{C1} & \times & R_1 \\ W_{C2} & \times & R_2 \\ W_{C3} & \times & R_3 \\ W_{C4} & \times & R_4 \\ W_{C5} & \times & R_5 \\ W_{C6} & \times & R_6 \end{bmatrix}$$

$$= (0.3127, 0.2146, 0.1524, 0.1436, 0.0933, 0.0834) \times \begin{bmatrix} 0.5916 & 0.2623 & 0.1461 & 0 \\ 0.3581 & 0.4666 & 0.1753 & 0 \\ 0 & 0.3993 & 0.6007 & 0 \\ 1 & 0 & 0 & 0 \\ 0.7236 & 0.2764 & 0 & 0 \\ 0 & 0.3181 & 0.6819 & 0 \end{bmatrix}$$

$$= (0.4730 \quad 0.2953 \quad 0.2317 \quad 0)$$

6. 评价结果处理

本书评价三个样本地区的基于车载移动的诊疗服务，选用模糊向量单值化方法按数值由大到小的次序排列。

利用模糊向量单值化方法给等级赋值，然后用 S 中所对应的等级将分值加权则得到一个点值，便于对比排序。本书对评价等级集合{很好,好,一般,差}分别赋值为{100,80,60,40}，则 SW、HJ、QH 的模糊向量可单值化为

SW=0.5971×100+0.1979×80+0.2050×60+0×40=87.8

HJ=0.1199×100+0.4483×80+0.2481×60+0.1837×40=70.1

QH=0.4730×100+0.2953×80+0.2317×60+0×40=84.8

4.3　评　价　讨　论

4.3.1　C 层指标评价结果

根据 SW、HJ、QH 各指标评价得分构成的矩阵（表 4-2～表 4-4）作图，如图 4-1 所示。从图中对比可以看出，三个样本地区指标波动差异比较大，只在 $C_{24} \sim C_{25}$ 这段表现出一致性的下降趋势，其他段的波动比较复杂，说明三个样本地区基于车载移动的诊疗服务发展过程中存在的问题并非相同。从图中可以总结出，C_{23}、C_{25}、C_{52}、C_{63} 这四个指标是三个样本地区基于车载移动的诊疗服务发展

的共同瓶颈，经过分析发现，三个样本地区都未建立质量管理小组和督促组是 C_{23} 得分低的共同原因；无突发卫生事件的应急演练是 C_{25} 得分低的原因；在提供服务过程中服务的主动性和服务态度欠缺是 C_{52} 得分低的主要原因；体检服务或诊疗服务结束后无健康干预方案是 C_{63} 得分低的主要原因。

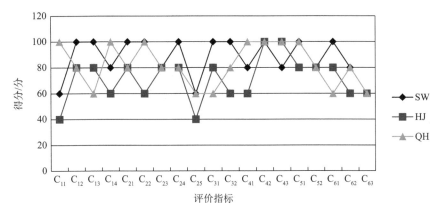

图 4-1 C 层指标得分比较

4.3.2 B 层指标评价结果

根据一级指标的评价结果的得分作图，如图 4-2 所示。从图中可以看出，三个样本地区 $B_1 \sim B_2$ 呈上升趋势、$B_5 \sim B_6$ 呈下降趋势。三个样本地区基于车载移动的诊疗服务的评价得分波动大体上具有相同的趋势，体现了在国家医疗改革的社会背景下，基于车载移动的诊疗服务发展阶段具有一致性，这也表明本书指标的选取具有科学性和合理性。

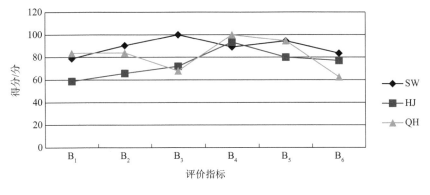

图 4-2 B 层指标得分比较

4.3.3　总体评价结果

根据评价结果，四川省汶川县为 87.8 分，青海省互助土族自治县为 83.3 分，湖南省集里乡为 70.8 分。根据分数制图，如图 4-3 所示，所评的三个样本地区的得分排序如下：SW>QH>HJ，即四川省汶川县得分大于青海省互助土族自治县得分大于湖南省集里乡得分，和现实情况相符。四川省汶川县和青海省互助土族自治县的基于车载移动的诊疗服务依托县人民医院，当地政府比较重视，在基于车载移动的诊疗服务工作开展中制定了系列政策用以保障其健康发展，且为其运行提供了相关设备与车辆，并提供了部分或者全部的运行经费。青海省互助土族自治县基于车载移动的诊疗服务是最早开始的，运用县人民医院人力和技术平台为边远地区的居民提供服务，且单日服务人数最科学；而四川省汶川县则由于政府相当重视，政府筹资，依托县人民医院，有专业的服务队伍，相对其他两个地区来说独立运行的软硬件设施最好。

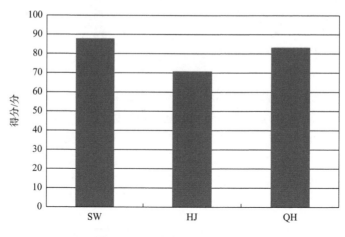

图 4-3　三个样本地区得分比较

4.3.4　影响因素

本书发现，基于车载移动的诊疗服务评价中涉及与之相关的人员、技术、制度、健康管理等多个层面，因而影响基于车载移动的诊疗服务发展的因素也是复杂多样的。

1. 人员因素

人员因素是影响基于车载移动的诊疗服务综合质量的内在因素，主要内容包括医务组人员的数量、学历层次及职称情况。本书通过对样本地区的基于车载移动的诊疗服务现状进行分析发现，三个样本地区的基于车载移动的诊疗服务都附属于医院，并没有成立全新的基于车载移动的诊疗服务机构，即三个样本地区的基于车载移动的诊疗服务人员都会受到医院用人制度和技能考核。专家访谈资料分析发现，多数医院领导认为基于车载移动的诊疗服务运行成本较高，如果政府补偿或者相关政策制定不完善，医疗机构可能无法长期运行基于车载移动的诊疗服务。多数医院领导为了减少在基于车载移动的诊疗服务上的投入成本，对基于车载移动的诊疗服务的医务人员配备数量不足。因此，基于车载移动的诊疗服务中医务人员数量才是真正影响基于车载移动的诊疗服务的因素。另外，通过定量资料的收集与分析发现，这些医疗机构为了完成任务目标，单日医师的工作量严重不合理。例如，四川省汶川县移动诊疗中心在提供基于车载移动的诊疗服务体检项目时单科医生（单业务工作组）日工作量多者可达 400 人次以上，湖南省集里乡卫生院在提供诊疗服务时单科医生日工作量可达 150 人次以上。

2. 设备因素

基于车载移动的诊疗服务所需的医疗设备及相关设施是保证能否正常提供服务的必备因素。配置便捷性较好的车载医疗设备、与当地地理环境相适应的移动诊疗车及信息化设备，在一定条件下有助于改善体检和诊疗环境、提高体检或诊疗服务质量、提高体检和诊疗服务效率，进一步实现健康信息的计算机自动化、网络共享管理、电子健康档案管理。虽然良好的车载医疗设备、与当地地理环境相适应的移动诊疗车是基于车载移动的诊疗服务评价中的一项内容，但如果仅以车载医疗设备和性能较好的移动诊疗车等设备情况为单一因素比较三个样本地区之间的水平就显得较片面，不具有可比性。因此，在车载医疗设备和性能较好的移动诊疗车等配置达到基本设施要求的前提下，设备因素只能作为评价基于车载移动的诊疗服务的必要因素而非决定性因素。

3. 管理体系因素

创造政绩是为了发展，是为了造福人民。我们讲的发展，是以经济建设为中心，经济社会的全面发展、协调发展和可持续发展；我们所讲的政绩，是为实现这样的发展而创造的政绩。我们要用全面的、实践的、群众的观点看待政绩。所谓用全面的观点看政绩，就是既要看经济指标，又要看社会指标、人文指标和环境指标；既要看城市变化，又要看农村发展；既要看当前的发展，又要看发展的可持续性；既要看经济总量增长，又要看人民群众得到的实惠；既要看经济发展，又要看社会稳定；既要看"显绩"，又要看"潜绩"；既要看主观努力，也要看客观条件。所谓用实践的观点看政绩，就是重实干、办实事、求实效，各项政绩应该经得起实践检验和历史检验。所谓用群众的观点看政绩，就是倾听群众呼声，忠实履行全心全意为人民服务的宗旨，把实现人民群众的利益作为追求政绩的根本目的。衡量干部政绩，最根本的是看人民群众拥护不拥护、赞成不赞成、高兴不高兴、答应不答应。[①]新一轮医药卫生体制改革之后，有些学者认为在我国西部地区农村不是存在"看病难、看病贵"的问题，而是存在"看病难、看病远"的问题。如果我国西部地区政府相关负责人根据山区、牧区居民的需要，切实做好基于车载移动的诊疗服务推动工作，在一定程度上就能够缓解"看病难、看病远"的问题。因此，基于车载移动的诊疗服务能否在基层运行，政府部门的政绩观念是必要因素。

现行基于车载移动的诊疗服务多数依托县级医疗机构，在机构内是否由主管院长负责基于车载移动的诊疗服务相关工作、是否成立基于车载移动的诊疗服务领导小组、是否制定基于车载移动的诊疗服务运行计划等，这些因素都会对基于车载移动的诊疗服务的提供产生很大影响。

4. 服务因素

服务的内容和态度是影响基于车载移动的诊疗服务发展的重要因素。通过图 4-1 和图 4-2，对三个样本地区的基于车载移动的诊疗服务进行分析。

四川省汶川县移动诊疗中心在健康管理（B_6）方面明显优于湖南省集里乡卫生院和青海省互助土族自治县人民医院。实地调查可知，四川省汶川县移动诊疗中心着重于健康管理的发展，在与乡镇卫生院进行分工协作的情况下，根据当地居民及乡镇卫生院的实际需要配备健康管理专家，并设置健康管理部，由资深医学专家提供特色体检或诊疗服务的后续工作。根据体检或诊疗结果出具统计分析报告，分析前五位疾病谱、当地疾病发展趋势、疾病风险预测，制定健康改善方案与健康计划等；根据数据分析结果制作多种培训或宣传材料（如多媒体讲座课件），让当地居民接受健康教育；成立健康顾问组，根据居民对医疗服务的需求不同制定不同的健康改善方案。

人性化护理（C_{52}）是三个样本地区基于车载移动的诊疗服务发展中存在的共性问题。三个样本地区的基于车载移动的诊疗服务都依托医院，医务人员多数来自医院。实地调查发现，其主动服务与热情服务意识较为不足，甚至仍把被服务

---

① 资料来源：温家宝：牢固树立和认真落实科学发展观. http://www.people.com.cn/GB/shizheng/1024/23658 68.html.

者视为来医院就诊的患者，服务态度有待端正。

5. 保障工作因素

服务体系是通过基于车载移动的诊疗服务信息平台，将原先分布在各业务系统中的信息交换整合到诊疗中心（依托医疗机构）信息平台，实现诊疗中心与县级医疗机构、乡镇卫生院以及村卫生室之间信息的互联互通。以协议或契约的方式明确各方权利和义务，建立协作关系，在基于车载移动的诊疗服务提供过程中，根据协议，各司其职。

通过数据资料的整理与分析发现，四川省汶川县保障措施相对比较完善，建立了区域医疗信息平台，利用平台可以与相关机构进行信息共享；湖南省集里乡保障措施次之，主要在为其他乡镇提供服务之后，通过健康档案管理系统与当地的卫生院实现数据交换；青海省互助土族自治县保障措施较差。

第5章　基于车载移动的诊疗服务模式发展策略研究

5.1　基于车载移动的诊疗服务模式关键因素分析

2003～2011年，国家发改委联合卫生部下发关于农村基于车载移动的诊疗服务相关项目文件，经过汇总整理与分析，本书发现文件要求如下：基于车载移动的诊疗服务的建设目标是在中央和地方政府职能部门共同努力的情况下，选派有经验的医务人员，配备基于车载移动的诊疗服务相关设备，为边远地区农牧民提供医疗服务，满足农牧民的基本医疗服务需求。具体原则如下。

（1）各地要在分析研究医疗资源配置现状的基础上，依据边远地区农牧民对医疗服务的需求，综合考虑区域内经济社会发展、人口、交通和地理环境等因素，提出具体的配置方案。

（2）各地要根据本地实际情况，统筹规划，优先安排医疗服务可及性差、资源严重短缺的地区，重点向少数民族地区、贫困地区倾斜。

（3）中共中央通过专项资金为项目所在省（区）的部分县（市、区）级卫生行政部门配置移动诊疗车及相关车载医疗设备，由各级卫生行政部门组织有经验的医务人员利用移动诊疗车及相关车载医疗设备为边远地区群众提供诊疗服务。

（4）中央专项资金用于移动诊疗车及相关车载医疗设备的购置，相关运行与维护费用由地方承担。各地要制定基于车载移动的诊疗服务运行管理办法，落实相关运行费用，加强监督管理，保证基于车载移动的诊疗服务能够正常运行。

5.1.1　基于车载移动的诊疗服务提供者的影响因素

1. 基于车载移动的诊疗服务功能定位不合理

卫生部颁发的《全国医院工作条例》第一条指出："医院是治病防病、保障人民健康的社会主义卫生事业单位，必须贯彻党和国家的卫生工作方针政策，遵守政府法令，为社会主义现代化建设服务。"我国的医疗机构一般分为营利性医疗机构与非营利性医疗机构，政府对于非营利性医疗机构采取的补偿方式是财政补贴并免除税务。因此，我国公立机构是具有一定社会福利性质的公益事业。但是由于每个省（区、市）的经济实力不尽相同，各省（区、市）医疗机构的福利程度及其范围也存在差别。

根据基于车载移动的诊疗服务现状研究发现，此服务大多数依托县人民医院，少数依托乡镇卫生院。这些县人民医院与乡镇卫生院的功能如下：首先，在政府政策支持和引导下，以疾病诊治为主，兼顾预防工作、康复与健康咨询工作等多种功能，目的是保障广大人民的健康；其次，在为广大人民提供服务的过程中以非营利为目的，追求的是社会效益；最后，以最大限度地满足人民群众对卫生服务的需求为出发点与落脚点，充分发挥医疗卫生资源的作用，使之最大限度地被利用和共享。

通过专家访谈资料整理分析发现，这些医疗机构在决定开始履行基于车载移动的诊疗服务的功能时，首先想到的不是机构本身的公益性质，而是根据政策的要求，在满足农牧民的基本医疗服务需求的情况下，如何提供基于车载移动的诊疗服务才能达到营利的目的。

2. 基于车载移动的诊疗服务模式补偿机制不健全

（1）基于车载移动的诊疗服务成本较高，政府财政压力较大。

在基于车载移动的诊疗服务相关政策中明确规定，中央专项资金用于基于车载移动的诊疗服务车及相关车载医疗设备的购置，相关运行与维护费用均由地方承担。各地要制定基于车载移动的诊疗服务运行管理办法，并落实相关运行管理费用。

县级财政是国家从上到下财政体系的组成部分，已成为地方财政的基石，实行乡财县管以后更是如此。它是维持县政府机构运转与提供当地公共产品和服务的基本财力保障，直接关系着地方社会、政治与经济的稳定和发展。但是，自 20世纪 80 年代以来，县乡两级财政收支矛盾非常突出，赤字现象相当严重，尤其是中西部地区的县乡两级财政面临的形势更为严峻。因此，西部贫困地区县政府对农业、卫生、教育、文化等公共服务投入严重不足，使基本公共服务水平处于较低阶段；由上级划拨的其他专款也经常用于政府运转，导致公共服务领域的财政投入欠账很大，社会公益事业发展极其缓慢。

在上述情况下，各地方政府只简单制定基于车载移动的诊疗服务相关运行管理规定与办法，多数省（区）、市、县并没有落实相关运行管理费用，主要表现在对基于车载移动的诊疗服务相关设备的配备资金投入较少或无，无法配齐与基于车载移动的诊疗服务功能相对应的设备，更谈不上后续设备的更新。在对基于车载移动的诊疗服务运行费用投入的资料分析中发现，大部分县级财政投入为零，少数省（区）对基于车载移动的诊疗服务依托机构进行少量补偿。在这种情况下，只有少数医疗机构能够履行基于车载移动的诊疗服务功能。

（2）基于车载移动的诊疗服务与新型农村合作医疗脱节。

根据国家卫生领域相关政策要求，各县要建立并完善以县为主，县、乡、村三级联合的农村公共卫生管理体制，落实各级机构的责任，特别是乡与村的公共卫生人员职责；加大农村公共卫生基础设施的建设，建设以县级医疗机构为指导、乡镇卫生院为枢纽、村卫生室为网底的农村卫生服务三级网络，强调完善县域卫生服务规划，整合农村卫生资源，全面开展农村卫生工作。

自 2003 年基于车载移动的诊疗服务开始提供以来，县级卫生行政部门要求基于车载移动的诊疗服务项目除进行疾病诊治以外，还提供对农村、城镇居民、国家工作人员等的健康体检服务。根据调查显示，汶川县移动诊疗中心承担农村、城镇常住居民健康体检工作，同时包括育龄妇女健康体检、慢性病管理、职业性或地方性疾病筛查等；集里乡卫生院完成浏阳市 12 个乡镇（全市 36 个乡镇）的 60 岁以上老年人体检工作，每年基于车载移动的诊疗服务中体检服务耗材成本为 30 万元以上；互助土族自治县人民医院针对基于车载移动的诊疗服务每年运行 125 天，对辖区内农村居民进行健康体检与常见病、多发病的诊断治疗，只能得到象征性的很少的补助。

新型农村合作医疗的全面推行对于缓解农村居民"因病致贫、因病返贫"问题、改善乡镇卫生院的生存环境具有重要意义。虽然新型农村合作医疗在我国已全面实施，但是由于新型农村合作医疗的保障重点是农村居民的大病住院医疗费用，即目前新型农村合作医疗政策以大病为主、兼顾小病，规定只有在乡镇卫生院就诊才能享受一定优惠，从而客观上把在农民家门口服务且可及性与可获得性较好的基于车载移动的诊疗服务中的基本医疗项目排除在外，所以没有解决基于车载移动的诊疗服务的生存困境。根据调查结果发现，基于车载移动的诊疗服务实施后，并没有导致乡镇卫生院与村卫生室门诊业务量的明显下降，究其原因：一是基于车载移动的诊疗服务免费提供或者收取医疗耗材费用，人们在获得体检或诊断服务并了解自己的健康状况之后，会根据自己的健康状况，小病到乡镇卫生院或村卫生室治疗，大病去县级医院治疗；二是农村的中年人和青年人（无论男女）多数外出打工或者在企业上班，留守农村的多数是老弱病残的居民，虽然体检和诊疗服务几乎全部免费或者部分服务收取少量的费用，但是其消费能力依然很弱；三是药品集中招标采购，压缩药品销售利润的空间，尤其是平价药房的设立及中西药店经营许可的放开，使村民在买药上有更大的选择空间，使得基于车载移动的诊疗服务依靠药品生存无以为继。

3. 基于车载移动的诊疗服务模式机构间协作不健全

乡村两级医疗卫生机构主要承担农村大部分的基本医疗服务和基本公共卫生服务。作为农村居民的健康保障制度——新型农村合作医疗的定点医疗卫生机构，乡村两级医疗卫生机构的供给质量将直接影响农民参加新型农村合作医疗的意愿。对近年来我国基层卫生服务相关政策分析发现，政府各部门更多的关注点是农村合作医疗制度的建设和完善。政府部门从制度设计与资金投入方面给予乡村两级医疗卫生机构很大的支持，利用新型农村合作医疗不同层级医疗卫生机构报销比例的差距，把部分农民的就医流向农村基层。政府各部门较为重视基层医疗卫生的基础建设，特别是在乡镇卫生院的医疗设备、工作用房等硬件实施的改善上投入巨大。虽然政府先后出台了关于加强乡镇卫生院与村卫生室标准化的政策，使各地的乡村两级医疗卫生机构都不同程度地得到了发展，但是乡村两级医疗卫生机构的效能都不尽如人意。农村基层乡村两级医疗卫生机构都面临着单体机构运营管理效能低下的问题。乡镇卫生院和村卫生室面临着不同程度的发展困境，城乡卫生资源配置不合理、乡村服务质量低下的问题一直困扰着农村基层医疗卫生机构。乡镇卫生院和村卫生室的医疗技术水平较低，药品滥用以及过度使用诊疗技术也无疑是令人担忧的问题。

近年来，我国中西部地区各县级医疗卫生机构根据国家发改委、国家卫生健康委员会的要求，在运行基于车载移动的诊疗服务时，要加强基于车载移动的诊疗服务机构与乡村两级医疗卫生机构协作方面的实践与探索，从汶川县到集里乡，再到互助土族自治县，不管是政府供给模式、市场供给模式，还是自我供给模式，目的都是加强层级机构间的关联度，实现基于车载移动的诊疗服务机构与乡村两级医疗卫生机构的协同，为农村医疗卫生服务的有效供给和新型农村合作医疗的健康持续发展夯实基础。但是，调查结果显示，三个样本地区基于车载移动的诊疗服务机构与乡村两级医疗卫生机构的协同机制难以有效实现，与乡村两级医疗卫生机构之间难以协调的主要原因依然是基于车载移动的诊疗服务的运行成本较高，从而导致运行基于车载移动的诊疗服务时无法给乡村两级医疗卫生机构带来切实的利润，还要给乡村两级医疗卫生机构带来额外的工作量；次要原因是虽然基于车载移动的诊疗服务具有好的设备与好的技术，但是与乡村两级医疗卫生机构合作时所提供的服务的收费标准、收费方式等问题一直没有得到很好的解决。

4. 基于车载移动的诊疗服务模式多中心治理问题

政策分析发现，中央专项资金为项目所在省（区）部分县（市、区）级卫生行政部门配置移动诊疗车及相关车载医疗设备，由各级卫生行政主管部门组织有经验的医务人员通过基于车载移动的诊疗服务为边远地区群众提供诊疗服务。

自基于车载移动的诊疗服务开展以来，部分县级医疗卫生机构已经逐步建立了相应的运行体系并开展了服务，但其监督体系还是存在一些问题。在政策分析中可以发现，政府监督职能不清、权责不明、监管机制不健全等问题使监管难以取得实质效果。政府及其相关职能部门同时扮演着医疗卫生机构的资产所有人、政策制定者、付费者、监管者等多重角色。政府的多重角色之间存在利益冲突，阻滞基于车载移动的诊疗服务行业的健康发展。

（1）政府监督与管理的缺位。首先，以当前的情况来看，政府要求基于车载移动的诊疗服务机构承担基本公共卫生服务和基本医疗服务的责任，对于这一部分医疗卫生服务任务，政府应该提供足额的补偿。但从实际的情况来看，政府没有提供足够的资金支持基于车载移动的诊疗服务，这直接导致政府对基于车载移动的诊疗服务机构监管上底气不足，进而对基于车载移动的诊疗服务运行的具体做法视而不见。因此，基于车载移动的诊疗服务的运行不仅要靠开展医疗服务维持，而且在提供公共卫生服务时具有利益倾向。这种现象与基于车载移动的诊疗服务最初的目的背道而驰。

（2）新型农村合作医疗的主要定点医疗卫生机构的管理难以到位。当前，全国县乡两级基本建立了相应的新型农村合作医疗管理机构和经办机构，县级新型农村合作医疗管理办公室一般隶属于县卫生局，而分级的新型农村合作医疗管理办公室或管理站有的隶属于乡镇政府，有的则直接设在乡镇卫生院。新型农村合作医疗是以大病统筹为主的农民医疗互助共济制度，规定县级医疗卫生机构门诊费用不在报销范围之内。因此，这种在事权、财权都由乡级医疗卫生机构掌握的情况下，基于车载移动的诊疗服务中大型医疗检查的收费标准、收费方式和乡级医疗卫生机构利益分成问题都需要解决。而新型农村合作医疗管理办公室人员没有动力也没有相关制度约束其去加强基于车载移动的诊疗服务收费或利润的审核和监督。这种情况下，可能导致医疗服务提供方和参与新型农村合作医疗人员之间出现医患合谋的问题，即存在医患双方联合起来欺骗合作医疗保险资金管理机构的现象，将费用转嫁到合作医疗制度上来，从而对新型农村合作医疗的正常运行和可持续发展产生不利影响。

（3）政府监督管理的越位。2003 年至今，中央投资基于车载移动的诊疗服务的资金划拨和政策下发出自不同部门，移动诊疗车及其设备或相关资金与政策到达县政府时归口也有所不同。从基于车载移动的诊疗服务机构管理体制上来看，基于车载移动的诊疗服务机构在行政管理上隶属于县政府。因此，在对基于车载移动的诊疗服务机构进行监管时，存在产权不清、治理结构不合理和政令出自不同部门等问题。涉及基于车载移动的诊疗服务机构监督管理的上级政府机构就有工商局、食品药品监督管理局（现称市场监督管理局）、卫生局等多家机构，在外出提供服务时，还要受交通局的管理。

5.1.2　基于车载移动的诊疗服务生产者的影响因素

1. 基于车载移动的诊疗服务人力资源影响因素

目前，我国中西部地区基层医疗卫生机构的人力资源主要存在以下问题。一是整个基层医疗卫生机构的卫生专业人才在数量上仍不能满足群众医疗服务需求，如西部地区每千人口拥有的卫生技术人员数小于中部地区和东部地区。二是人员整体素质低，人力资源配置不合理，表现在学历结构不合理、职称结构不合理、年龄分布不合理。三是编制管理与基层卫生队伍建设不能同步，现有编制不能满足基层医疗卫生机构的需求，吸收人才难。四是基层卫生人才缺乏，人员队伍不稳定，原因是边远地区受经济发展水平、交通等条件限制，基层医疗卫生机构工作条件相对较差，子女上学、就业以及文化生活等方面均受到不同程度的影响，加之基层医疗卫生机构人员学历水平大部分较低，整体专业水平难以提高，在职称晋升（尤其是高级职称晋升）等方面都处于劣势。因此，普遍存在"人才倒流"现象，乡镇卫生院成了县级医疗机构人才培养的"摇篮"，从而造成基层卫生人才队伍不稳定，导致基层医疗卫生机构在人才培养等方面不敢加大力度。五是人员培训不力，福利待遇偏低，留住人才困难，大部分基层医疗卫生机构没有人员培训规划及有效措施。一方面，由于财政没有经费支持，基层医疗卫生机构无法支付更多的培训费用让医务人员进修培训；另一方面，害怕优秀的医务人员培训提高后，不再回原单位就业。由于条件差、待遇低等，在基层卫生人员队伍中，"学成回城"现象时有发生。因此，基层医疗卫生机构领导在人才培养学习方面一直处于不主动、不积极，宁可不提高，也不能让人员流失的尴尬处境。

根据上述情况，分析基于车载移动的诊疗服务人力资源现状，发现形势同样严峻。基于车载移动的诊疗服务人员受其所依托的医疗机构约束，基于车载移动的诊疗服务负责人无论是外聘还是从医院内部抽调医务人员，都受到医院的人事考核及技术考核约束。在这种情况下，医疗机构针对基于车载移动的诊疗服务人员的培训做法与上述情况相同。

（1）基于车载移动的诊疗服务人员整体素质较好，但全面开展基于车载移动的诊疗服务有困难。调查发现，三个样本地区开展基于车载移动的诊疗服务人员的年龄多数在22～44岁，该年龄段占比83.25%，高于乡村医生45岁以下的占比（67.95%）。这说明基于车载移动的诊疗服务队伍比较年轻，且后辈力量充足。在医务人员学历构成中，基于车载移动的诊疗服务队伍全部具有中专以上学历，高于全国平均水平（78.19%）。经分析发现，其原因是县（乡）级医疗机构抽调到基于车载移动的诊疗服务队伍中机构内部人员的素质相对较高。但是，由于整个基层医疗卫生机构的卫生专业人才缺乏、人员整体素质低等，人力资源并不能满足县（乡）级医疗机构本身需求。因此，在抽调的基于车载移动的诊疗服务队伍中，由于分配的任务较重，部分人员没有得到合理的休息。对个人深入访谈资料的整理发现，多数医疗诊断技术人员下夜班之后就跟随基于车载移动的诊疗服务队伍下到基层提供服务，从而导致医疗机构留守人员在一定程度上不能满足当日医疗服务需求，并且基于车载移动的诊疗服务队伍所提供的服务质量也随之下降。

（2）基于车载移动的诊疗服务队伍人数少，提供的服务多，工作量大，心理压力大。基于车载移动的诊疗服务内容包括内科检查、外科检查、眼科检查、耳鼻咽喉科检查、口腔科检查、血糖检查、心电图诊断、B超与胸透（胸片）服务等。调查数据显示，汶川县移动诊疗中心基于车载移动的诊疗服务单日工作量为250人次左右，集里乡卫生院基于车载移动的诊疗服务单日工作量为150人次左右。如果是为高中、初中和小学生提供服务，单日工作量多者达350～450人次，工作任务相当繁重。被调查的基于车载移动的诊疗服务人员平均每天工作12.96h，远超过8h的标准工作时间，这不难理解在调查人员对工作不满意因素中"工作量大，无休息时间"排在首位的原因。

（3）基于车载移动的诊疗服务人员待遇低，工作积极性受挫。被调查者分为两类：一类是汶川县移动诊疗中心和集里乡卫生院分别有10人和7人为固定的基于车载移动的诊疗服务人员，人员月工资分别为5500元和4000元；另一类是每次外出提供基于车载移动的诊疗服务时从相关科室抽调的医务人员，这类人员工资一般是机构内基本工资加绩效工资，再加每天出诊补助20～25元。在访谈中，被调查者认为平时在机构内完成自己繁重的工作任务与薪水并不成正比。如果出诊，则意味着自己是在没有时间休息的情况下提供基于车载移动的诊疗服务。虽然每次出诊都有补助，但是普遍认为工作量太大，补助太低。总之，基于车载移动的诊疗服务人员认为报酬较低，100%的被调查者认为工资水平与其工作量不成正比。这是他们产生不满情绪，导致积极性受挫，对提高自身素质的主动性也不高的主要原因。调查结果显示，在三个样本地区基于车载移动的诊疗服务过程中，被抽调医疗机构内部人员的职称相对高于专职人员，被抽调人员认为自己的补助和专职人员补助应该有所区别并且应该高于专职人员补助。另外，被调查者表示外出提供基于车载移动的诊疗服务难免会有意外事故发生，医疗机构并没有为他们购买意外伤害保险。随着基于车载移动的诊疗服务工作的逐步正常化，大多数基于车载移动的诊疗服务人员是靠着自己的责任心在提供服务的。因此，目前的报酬水平不能激励基于车载移动的诊疗服务人员提供更好的公共卫生服务和医疗服务，这对于基于车载移动的诊疗服务工作的稳定性势必造成一定的影响。建议尽快制定合理的基于车载移动的诊疗服务人员工资福利待遇制度，制定相应的激励机制，如为出诊的医务人员购买意外伤害保险等，保证基于车载移动的诊疗服务队伍的可持续发展。

（4）继续教育形式和内容不合理。大多数基于车载移动的诊疗服务人员认为培训时间太短，时间安排不合理，多数培训都是"以会代训"，过于形式化。由于教材更新较慢，基于车载移动的诊疗服务相关政策、制度服务内容也较为落后，这对提高基于车载移动的诊疗服务技术水平意义不大。建议调整医务人员岗位培训和学历教育的方式，在时间上，根据培训人员的工作安排，进行半脱产或者在职培训；在形式上，集中培训与网络培训相结合，利用医疗卫生信息区域系统，建立培训互动学习平台，将培训的内容整合到网络资源中，同时制定相应培训考核制度，要求上网学习并进行定期考核；在内容上，扩大培训领域，重视健康教育、慢性病防治与疾病诊断技术培训，加强相关法律法规的宣传。

2. 基于车载移动的诊疗服务基本设施设备不完善

基于车载移动的诊疗服务主要由专用汽车技术、车载医疗设备（终端设备必须是便携式）、车载无线通信技术、移动医疗服务应用软件等来保证，能根据区域医疗卫生服务不同需求进行医疗资源柔性配置，从而使得不同地理状况、不同经济发展水平的基层医疗卫生系统可以获得弹性配置医疗资源来满足边远地区居民医疗卫生服务的需求，所以基于车载移动的诊疗服务对设备的要求较高。根据原卫生部对内蒙古自治区、云南省、湖南省、青海省、四川省等部分中西部地区县级医疗机构调查，2003 年配备的基于车载移动的诊疗服务车基本全到报废期，2007 年配备的基于车载移动的诊疗服务车基本停摆。在配备基于车载移动的诊疗服务相关设备时，由于没有充分考虑本地区农村医疗卫生服务需求，以及区域内经济社会发展、人口、交通和地理环境等因素，对基于车载移动的诊疗服务需求分析不到位，服务需求和设备需求定位也不准确，从而导致大部分医疗设备都不能使用。例如，由于某些西部地区负责人对车的性能定位不准确，基于车载移动的诊疗服务只能在夏季提供，在冬季不能运行；由于没有考虑到当地地理环境，采购的移动诊疗车底盘过低，在山区的通过性较差；

由于无车载发电设备，移动诊疗车到不通电乡和村不能使用；由于医疗设备配置较低，医疗机构现有的相关医疗耗材不适用。

3. 基于车载移动的诊疗服务后续服务中断

在基于车载移动的诊疗服务中实施健康管理的主要内容如下：一是采集个人健康信息，结合各项健康体检和卫生服务项目，建立农村居民的健康档案。采用问询和体检测量等方式，全面收集并记录居民个人及家庭成员的健康基本状况、生活方式和健康危险因素，建立电子或网络居民个人和家庭健康档案。二是进行健康评估。根据个人的基本健康信息、家庭生活、工作状况等，进行危险分层和人群分类，分析存在的主要健康问题，确定相关危险因素、个人健康状况、可能发展趋势和发病的可能性，为制定个人和群体健康管理计划提供依据。三是制定个人健康维护计划。根据健康评估结果，针对个人存在的不同危险因素和健康状况，制定个人或家庭的健康管理计划，编制个人健康处方，提出阶段性的健康管理目标。四是健康干预。实施个人和家庭健康管理的行动计划，开展面对面的健康咨询和群体健康教育工作，根据人群分类健康管理要求，医务人员要对全人群进行健康干预，对一般人群、高危人群、患病人群进行分类干预和针对性的健康教育，矫正不良生活方式，控制危险因素，规范疾病治疗，改善和促进身体健康。

调查显示，四川省汶川县移动诊疗中心在健康管理（B_6）方面明显优于湖南省集里乡卫生院和青海省互助土族自治县人民医院。目前四川省汶川县着重于健康管理的发展，虽然配备健康管理专家，设置健康管理部，并由资深健康医学专家提供特色体检或诊疗后续服务，但是并没有对数据进一步统计分析，如前五位高发疾病统计、疾病发展趋势、疾病风险预测等，没有对个人做健康评估，也没有对一般人群、高危人群、患病人群进行分类干预和针对性的健康教育。研究分析其原因如下。

（1）基层区域卫生信息系统建设不完全。调查三个样本地区发现，机构内部数据没有实现与其他数据库的对接，数据库不联网，信息不在卫生机构间共享，或只与其他机构共享部分体检数据，卫生机构之间信息不流通，无法实现信息的共享，使得各个部分相分离，无法形成一个整体。这一方面使得从事基础及其他专业高层次研究人员无法掌握区域内居民健康的整体情况，不清楚工作开展情况及其存在的问题，难以预测疾病发展趋势及疾病风险；另一方面容易造成重复科研和资源浪费。

（2）一线基于车载移动的诊疗服务工作人员忙于体检与医疗服务，无暇顾及科研、流行病学分析、健康评估等工作。对日常工作积累的诸多宝贵临床资料不敏感，不能很好完成分配的科研工作。因此，建议提高基于车载移动的诊疗服务工作人员的科研管理水平，吸纳高素质的预防医学专业和计算机专业的、高职称的专业人员加入，并加强人员培训，提高整体队伍素质和水平，以适应当前及今后基于车载移动的诊疗服务工作需求。

5.2　基于车载移动的诊疗服务模式运行环境的思考

为了有效解决农民"看病难、看病远"的问题，2003 年中央政府投入 3.96 亿元，为中西部地区贫困县购置 1004 台基于车载移动的诊疗服务车（包括车载医疗设备）；2007 年又为中西部地区县级医疗机构配备了 767 台基于车载移动的诊疗服务车，中西部地区每个县都拥有 1 台基于车载移动的诊疗服务车。2010 年 11月，西藏自治区为乡镇卫生院配置了 602 辆轻型越野式基于车载移动的诊疗服务车，车上配备担架、氧气瓶、输液架、药箱等基本医疗设备，为西藏广大农牧民提供更加便捷的医疗卫生服务，以进一步加强西藏基层医疗卫生机构的医疗救治、基本公共卫生和基本医疗等综合服务能力。2011 年，国家发改委下达中央预算内投资 1320 万元，为青海省 33 个县各配置 1 台基于车载移动的诊疗服务车，以逐步解决边远地区农牧民看病就医问题，满足农牧民的基本医疗卫生服务需求。

部分学者认为基于车载移动的诊疗服务进一步为边远贫困地区农牧群众提供了方便快捷的医疗服务，对缓解边远地区群众医药卫生资源不足、交通不方便等原因造成的"看病难、看病远"等问题发挥重要作用。

5.2.1　优势分析

（1）发展基于车载移动的诊疗服务是解决"看病难、看病远"问题的有效途径。

2011 年，卫生部部长陈竺汇报深化医药卫生体制改革工作①时认为，"看病难"可分为两种：一种是"绝对性"的"看病难、看病远"，是由于医疗资源绝对不足无法满足基本医疗卫生服务需求的"看病难"，这往往发生在我国中西部地区经济落后、交通不便、地广人稀的偏远农村；另一种是"相对性"的"看病难"，是指由于优质医疗资源相对于居民需求的不足，造成患者去大型医院看专家"难"，突出表现为许多人看小伤小病也涌到大型医院，大型医院人满为患。

我国深化医药卫生体制改革的目标是医疗机构在其职责范围内能够提供的可

---

① 资料来源：卫生部部长陈竺回应"看病难、看病贵"6 大问题. http://www.gov.cn/jrzg/2011-02/19/content_1806198.htm?guonnewsid=12178.

及性高、安全、有效并且价格低廉的医疗卫生服务，面向基层的移动诊疗与数字医疗服务在解决这些问题方面发挥着重要的作用。基于车载移动的诊疗服务打破高端医疗资源的固定配置模式，通过动态灵活的手段，以其弹性能力解决当前"看病难、看病贵、看病远"的问题。

（2）基于车载移动的诊疗服务为患者提供低成本的服务，提高可及性和可负担性。

城乡就医的医疗报销存在很大的梯度，在城市就医的医疗成本要远远高于在基层医疗机构就医，同时交通费、误工费、食宿费等城市就医的间接成本也与在基层医疗机构就医有天壤之别。基于车载移动的诊疗服务把医疗卫生服务送到家、送到村、送到乡镇，有效为患者降低综合就医成本，提高基本医疗卫生服务的可及性和可负担性。

（3）基于车载移动的诊疗服务有利于优化配置卫生资源，形成协同服务。

目前卫生服务的社会需求大部分在基层，也就是说卫生服务的社会需求呈正三角形分布。但是，大部分的卫生资源却配置在城市和较大的医疗卫生机构，卫生资源的配置呈倒三角形分布，显然，这是一种不合理的配置状态。开展基于车载移动的诊疗服务，可以引导卫生资源从上层向基层的流动，使卫生资源的配置与需求相对应，一定程度上变"倒三角形"为"正三角形"，改善卫生资源配置效益，形成大中型医院与基层医疗机构的服务协同。

（4）基于车载移动的诊疗服务有利于抑制医疗费用的不合理增长。

目前，我国医疗费不合理上涨的重要原因之一是本应在基层解决的医疗卫生问题被吸引到城市上层机构（特别是大型医院），大型医院做了许多应是小医院或社区医院做的事情，技术效率不能充分发挥；同时造成了消费者直接费用和间接费用的增加。基于车载移动的诊疗服务促进城乡社区医疗卫生服务的发展，把消费者留在基层，减少直接费用和间接费用。

5.2.2 劣势分析

（1）地方单位应对方式消极，基于车载移动的诊疗服务基本没有开展。

随着经济的发展和基础设施建设的加快，我国将大量的基于车载移动的诊疗服务相关设备投入中西部地区各个县。然而值得关注的是，当地对基于车载移动的诊疗服务车型和所配备的医疗设备需求定位不准确，缺乏规范的管理机制和监管措施，导致车型与医疗仪器参差不齐。同时个别县已经试运行基于车载移动的诊疗服务，但尚无高效率的运行模式和管理机制，对于医疗仪器的质量控制还有待考察，对于收集的健康信息缺乏合理的管理和利用，存在有技术没效率、有信

息无管理的不良现象，这些都是亟待解决的问题

（2）地方政府无配套资金，监管无力。

"吃饭财政"是指预算内收入只能用来发工资，没有财力做别的事情，但实际上预算内收入根本不够"吃饭"，"吃饭财政"还吃掉了本来用于公共建设的预算外资金。"吃饭财政"虽然挤占了公共财政，但公共财政支出并不应减少。由于经济发展水平、财源结构和传统体制的影响，目前部分中西部地区县级财力状况呈现出财政自主性收入增长乏力、刚性支出膨胀等问题，最终导致基于车载移动的诊疗服务的相关资金和设备的投入"上边有补贴、下边无配套资金""资金缺口大、医疗机构来平衡"的现象。相关资金由医疗机构来垫付，当地卫生行政部门对其运行的管理与监督就处于放任状态，单位自己决定其是否运行。

（3）农民教育水平低，健康意识差。

在样本地区调查对象中，大多数医生认为农民受教育程度较低，不能主动学习健康知识，因此常常会错过预防疾病的有利时机。农村居民的健康知识教育环节相当薄弱，这也限制了农村居民对健康知识的获取，导致大部分农民对自己的健康状况认识不足。超声医生反映有近90%的农村妇女不愿意接受妇科检查及妇女"两癌"筛查，经医生分析发现主要原因是农村妇女卫生健康知识缺乏，不了解基于车载移动的诊疗服务。例如，在汶川县基于车载移动的诊疗服务相关设备齐全的情况下，在密闭的移动诊疗车里，部分妇女还是不愿享受免费的妇女健康体检及"两癌"筛查服务。

5.2.3　应对策略

（1）抓住外部机会，发展自身优势。

政府重视为我国基于车载移动的诊疗服务的发展提供良好的政策环境，各级相关部门应该抓住这一机遇，争取可利用的一切资源，为农村居民提供最需要的健康体检或诊疗服务。同时结合当地经济、文化环境，探索以县域为基础的区域医疗信息服务中心，甚至远程医疗分中心，纵向方面能与乡镇卫生院、地级市医院形成合作，横向方面能通过基于车载移动的诊疗服务信息平台和县域各家医疗机构实现信息共享。

（2）抓住外部机会，克服自身不足。

利用外部机会，基于车载移动的诊疗服务机构和政府部门、社会团体应积极向社会媒体提供基于车载移动的诊疗服务相关材料，配合有关媒体对基于车载移动的诊疗服务进行多方面报道，让农村居民了解基于车载移动的诊疗服务，了解其检查及诊疗费用来源，明白基于车载移动的诊疗服务对于农村居民来说是低成

本的甚至是免费的服务。

总之，基于车载移动的诊疗服务的发展要充分利用现有的一切资源，抓住机遇、扬长避短，以建立一个基于车载移动的诊疗服务机构为基点，以与政府相关部门（卫生局、财政局、新型农村合作医疗管理办公室等）联合、与固化的医疗机构优势互补、具有不同分工的基于车载移动的诊疗服务体系为导向。这个体系中，当地政府起引导作用，并且卫生局、财政局、新型农村合作医疗管理办公室等各相关部门要有明确的责任，确保各项政策的制定及其落实；发挥非政府组织和其他公益性机构的功能，弥补政府部分功能的缺失。

5.3　基于车载移动的诊疗服务模式发展策略研究

目前，虽然汶川县移动诊疗中心的政府供给模式、集里乡卫生院的市场供给模式、互助土族自治县人民医院的自我供给模式实践具有很好的参考价值，但是都无法提供在我国各地方都适用的运行模式。结合公共服务提供理论精髓，通过分析三个样本地区的基于车载移动的诊疗服务现状，总结其运行模式有以下经验。

（1）在社会主义市场经济环境下，基于车载移动的诊疗服务立足于新型农村合作医疗，一定程度上满足农村居民部分基本医疗需求，是解决农村"看病难、看病远"问题的一种实践，具有一定的合理性和有效性。它对于有效发挥政府主动作用，加强基层卫生机构协作，整合城乡卫生资源，尤其是农村三级医疗预防保健体系，提高农村居民医疗服务的可及性与可获得性有重要意义。

（2）在新型农村合作医疗准市场供给模式下，通过引入市场机制，前期基于车载移动的诊疗服务由医疗机构免费提供，后期直接将相关医疗服务与农村合作医疗服务相衔接，促进农村合作医疗公共服务供给效率的提高。

（3）基于车载移动的诊疗服务机构强调服务的公益性，由政府组织、引导、支持，集体扶助，农民自愿消费。这表明基于车载移动的诊疗服务类似一种互助共济性质的农村集资医疗服务，农民是推动基于车载移动的诊疗服务模式运行的主体力量。机构所提供的基于车载移动的诊疗服务大多数是免费的，只有大型医疗检查或医疗耗材价格偏高时，才以低于县级医疗收费标准进行适当收费，并且可以通过新型农村合作医疗报销。农民的消费主要取决于其主观意愿，医疗机构或政府不能强制，但根据年均基于车载移动的诊疗服务量，政府部门进行适当补贴。

5.3.1　基于车载移动的诊疗服务模式优化重点区域

通过对基于车载移动的诊疗服务模式调查与关键事件分析，进一步明确基于车载移动的诊疗服务模式优化的重点领域及策略方向，如图 5-1 所示。

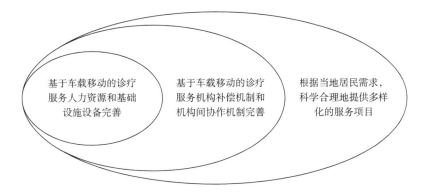

图 5-1　基于车载移动的诊疗服务模式优化的重点领域及策略方向

从 2003 年开始，在政府的主导下，部分基于车载移动的诊疗服务体系已基本建立并下发了相关政策。但是目前基于车载移动的诊疗服务体系仍存在一些问题。从 2003 年起，国家利用中央转移支付 3.96 亿元，为中西部地区县级医疗机构配备了 1771 台基于车载移动的诊疗服务车，使中西部地区每个县都拥有 1 台基于车载移动的诊疗服务车，但是多数地区对本地农村医疗服务需求、区域内经济社会发展、人口、交通和地理环境等因素的分析不够充分，而使基于车载移动的诊疗服务工作无法正常开展。这一问题如果不能及时解决，未来将会带来较大的资源浪费。

不论从基于车载移动的诊疗服务模式的理论上还是从基于车载移动的诊疗服务模式的实践上，解决此问题，单靠医疗机构自身的努力是远远不够的，这需要政府和社会的支持。根据基于车载移动的诊疗服务工作，完善政府补贴、医疗收费和新型农村合作医疗制度衔接机制，为基于车载移动的诊疗服务工作开展提供可能性。和基层医疗单位建立协作关系，为基层基于车载移动的诊疗服务工作的开展提供保障体系。另外，如果基于车载移动的诊疗服务相关设备与县级医疗机构不匹配，在建立机构间协作关系的基础上，可以转让或者委托乡镇卫生院使用，并提供技术指导等。建立良好的保障体系，使医疗机构提供科学合理多元化的医疗服务，不仅可以促进居民医疗消费，还可以提高医疗服务医院利用效率。

5.3.2　基于车载移动的诊疗服务模式优化策略建议

（1）探索将基于车载移动的诊疗服务工作纳入正常医疗卫生服务体系中，实现常规化管理。

近几年我国卫生事业得到长足发展。第一，城乡居民的公共卫生体系建设逐步加强。第二，覆盖城乡居民的医疗服务体系明显改善。以社区卫生服务为基础、社区卫生与医院服务合理分工、密切协作、双向转诊的新型城市卫生服务体系正在逐步建立。第三，覆盖城乡居民的医疗保障体系进一步健全。2008 年，我国新型农村合作医疗已经实现制度全覆盖，城镇职工基本医疗保险制度不断完善，城镇居民基本医疗保险制度积极推进。

目前，我国基于车载移动的诊疗服务工作在技术观念、补偿机制和机构间协作机制等方面有诸多问题，如基于车载移动的诊疗服务队伍能力较低、几乎无补偿机制、机构间现有协作机制不健全等，这些问题很大程度上与基于车载移动的诊疗服务工作一直处于正常医疗卫生体系之外有关。基于车载移动的诊疗服务既能提供基本公共卫生服务，又能提供基本医疗服务。将基于车载移动的诊疗服务融入当地整个医疗卫生体系，如与初级卫生保健服务、公共卫生的疾病监测、医疗服务体系的医疗诊断等进行同步规划、同步实施，将不仅有利于基于车载移动的诊疗服务工作的开展，而且有利于农村居民预防保健，做到"早预防、早发现、早治疗"。因此，调整基于车载移动的诊疗服务政策措施，将其纳入正常医疗卫生体系管理中，对基于车载移动的诊疗服务工作的开展将会起到较大的助推作用。

（2）加强医疗机构基于车载移动的诊疗服务能力，改善基于车载移动的诊疗服务人员职业保障和待遇收入。

一是加强基于车载移动的诊疗服务基础设施建设，充分发挥基于车载移动的诊疗服务机构的服务能力。

2011 年，《中华人民共和国国家发展和改革委员会〈关于编报农村巡回医疗车项目 2011 年建设项目中央预算内专项资金投资计划的通知〉》对基于车载移动的诊疗服务项目建设、规划和功能提出了要求。针对基于车载移动的诊疗服务设备与标准设备要求有差距的现状，建议对基于车载移动的诊疗服务机构进行标准化考核，发现其设备的缺陷，进一步加强或者调整财政投入，同时整合医疗卫生资源，加强基层医疗机构协作，对边远地区进行标准化的要求配置，以保证基于车载移动的诊疗服务满足边远地区基本医疗卫生服务需求。

二是改进培训形式和内容，提高基于车载移动的诊疗服务工作人员综合素质。

针对基于车载移动的诊疗服务工作人员培训时间设置不合理、基于车载移动的诊疗服务相关政策/制度/服务内容较为落后的问题,建议调整岗位培训和学历教育的方式,在时间上,合理安排培训工作,进行半脱产或者在职培训;在形式上,集中培训与网络培训相结合,利用医疗卫生信息区域系统,建立培训互动学习平台,将培训的内容整合到网络资源中,同时设置相应培训考核制度,要求上网学习并进行定期考核;在内容上,扩大培训领域,在原有基于车载移动的诊疗服务基础知识和技能之上,重视健康管理、健康评估与健康干预等培训,加强相关法律法规的宣传。

三是改善基于车载移动的诊疗服务工作人员待遇,保证基于车载移动的诊疗服务队伍可持续发展。

基于车载移动的诊疗服务工作人员工作量大、休息时间少、待遇较低,缺乏意外伤害保险,使得基于车载移动的诊疗服务工作人员的工作积极性受挫,对基于车载移动的诊疗服务队伍的稳定性造成影响。建议制定合理的基于车载移动的诊疗服务人员工资福利待遇制度,制定相应的激励机制,如为基于车载移动的诊疗服务人员购买意外伤害保险等,保证基于车载移动的诊疗服务队伍可持续发展。

（3）将基于车载移动的诊疗服务与新型农村合作医疗衔接。

新型农村合作医疗的推行对于缓解农村居民"因病致贫、因病返贫"问题,改善乡镇卫生院的生存环境方面无疑具有重要意义。然而,新型农村合作医疗并没有解决基于车载移动的诊疗服务的生存困境。新型农村合作医疗的保障重点在于农村居民的大病住院医疗。虽然目前政策要求以大病为主、兼顾小病,但规定只能在乡镇卫生院或社区卫生服务中心就诊才能享受一定优惠,从而客观上把在农民家门口最具有可及性与可得性的基于车载移动的诊疗服务排除在外。因此,建议卫生行政部门和基于车载移动的诊疗服务机构制定基于车载移动的诊疗服务的收费标准,使得基于车载移动的诊疗服务收费能按照新型农村合作医疗门诊报销,实现基于车载移动的诊疗服务与新型农村合作医疗衔接。

（4）加强基于车载移动的诊疗服务机构与乡村医疗机构协作。

在部分地区基于车载移动的诊疗服务无以为继的原因除基于车载移动的诊疗服务与新型农村合作医疗尚没有衔接之外,还涉及基于车载移动的诊疗服务机构与乡村医疗机构协作不健全的问题。例如,基于车载移动的诊疗服务看病免费或收取医疗耗材费用,导致人们在体检或诊断服务结束后,了解了自己的状况,小病到乡镇卫生院或村卫生室治疗,大病就去大型医院治疗;基于车载移动的诊疗服务对象是留在村里的老弱病残的居民,虽然体检和诊断服务几乎全部免费或者部分少收费,但是其消费能力依然很弱。因此,完善区域内双向转诊制度,实现基于车载移动的诊疗服务机构与乡村医疗机构协作,是基于车载移动的诊疗服务工作可持续开展的巨大助力。

第6章　车载移动诊疗服务实施规范

本章结合汶川县实际需求，研制车载移动诊疗服务实施规范，并派专家赴汶川县开展标准的宣贯培训、实施指导、改进完善等工作。具体研究如下：①对移动诊疗中心功能进行定位，根据功能筛选基本服务项目；②设计移动诊疗中心建设组织结构，并根据不同部门进行任务分工；③总结移动诊疗中心建筑设计的实践经验，制定移动诊疗中心建设标准总则、建设规模和项目构成、规划布局与建设用地等规范；④总结移动诊疗中心移动诊疗车实践经验，制定移动诊疗车的技术规格、车载电源及信息系统参数等；⑤总结汶川县移动诊疗中心移动诊疗设备实践经验，制定车载移动诊疗设备的设备数量及性能要求；⑥总结汶川县移动诊疗中心、乡镇卫生院、村卫生室现有组织结构、任务分工及其需求，制定县、乡、村三级协作组织框架，三级医疗机构分工（在移动诊疗方面），移动诊疗中心与县医院、乡镇卫生院、村卫生室协作机制；⑦总结汶川县移动诊疗中心移动诊疗车运行实践经验，制定移动诊疗车运行管理规范。

6.1　移动诊疗中心功能

6.1.1　移动诊疗中心的宏观功能

移动诊疗中心的宏观功能主要包括以下内容：

（1）检测居民健康状况，开展跟踪服务，提高医疗卫生可及性，最大限度地促进医疗均等化；

（2）对居民进行健康教育、健康指导，培养居民良好的卫生习惯，普及健康知识，提高全民的健康水平；

（3）促进对传染病、慢性病的预防和管理；

（4）承担突发公共卫生事件的应急处理和紧急医疗救援。

6.1.2　移动诊疗中心的微观功能

移动诊疗中心的微观功能主要包括以下内容：

（1）参与移动诊疗服务信息系统的建设、运营和维护；

（2）根据上级的部署，负责移动诊疗车的调度和指挥；

（3）移动诊疗车及车载医疗设备的日常管理与维护；

（4）为乡镇卫生院提供技术支持；

（5）利用移动诊疗设备，为城乡居民提供移动诊疗服务。

6.2　移动诊疗服务项目

6.2.1　居民健康档案管理服务

1. 服务对象

汶川辖区内常住居民，包括居住半年以上的户籍及一年以上的非户籍居民。以 0～6 岁儿童、孕产妇、老年人、慢性病患者和重性精神疾病患者等人群为重点。

2. 服务内容

负责建立、更新居民健康档案内容，包括个人基本信息、健康体检、重点人群健康管理记录和其他医疗卫生服务记录。

（1）个人基本信息包括姓名、性别、联系方式等基础信息和既往史、家族史等基本健康信息。

（2）健康体检包括一般健康检查、生活方式、健康状况及其疾病用药情况、健康评价等。

（3）重点人群健康管理记录包括国家基本公共卫生服务项目要求的 0～6 岁儿童、孕产妇、老年人、慢性病患者和重性精神疾病患者等各类重点人群的健康管理记录。

（4）其他医疗卫生服务记录包括上述记录之外的其他接诊、转诊、会诊记录等。

（5）居民健康档案记录格式依照《国家基本公共卫生服务规范（2011 年版）》。

（6）为居民开通服务，有条件的居民网上可以通过客户端查询自己的健康信息。

6.2.2　健康教育服务

1. 服务对象

辖区内居民。

2. 服务内容

（1）宣传普及《中国公民健康素养——基本知识与技能（试行）》。

（2）对青少年、妇女、老年人、残疾人、0～6 岁儿童家长、农民工等人群进行健康教育。

（3）开展合理膳食、控制体重、适当运动、心理平衡、改善睡眠、限盐、控烟、限酒、控制药物依赖、戒毒等健康生活方式和可干预危险因素的健康教育。

（4）开展高血压、糖尿病、冠心病、哮喘、乳腺癌和宫颈癌、结核病、肝炎、艾滋病、流感、手足口病和狂犬病、布病（布鲁氏菌病）等重点疾病健康教育。

（5）开展食品安全、职业卫生、放射卫生、环境卫生、饮水卫生、计划生育、学校卫生等公共卫生问题健康教育。

（6）开展应对突发公共卫生事件应急处置、防灾减灾、家庭急救等健康教育。

（7）宣传普及医疗卫生法律法规及相关政策。

（8）健康教育活动记录参照《国家基本公共卫生服务规范（2011 年版）》。

6.2.3　儿童健康管理服务

1. 服务对象

辖区内居住的学龄前儿童。

2. 服务内容

为 0～6 岁儿童每年提供一次健康管理服务。散居儿童的健康管理服务应在乡镇卫生院、社区卫生服务中心进行，集体儿童可在托幼机构进行。服务内容包括询问上次随访到本次随访之间的膳食、患病等情况，进行体格检查、生长发育和心理行为发育评估、血常规检测和视力筛查，进行合理膳食、心理行为发育、意外伤害预防、口腔保健、中医保健、常见疾病防治等健康指导。在每次进行预防接种前均要检查有无禁忌证，若无，体检结束后接受疫苗接种。

对健康管理中发现的有营养不良、贫血、单纯性肥胖等情况的儿童应当分析其原因，给出指导或转诊的建议。对口腔发育异常（唇腭裂、高腭弓、诞生牙）、龋齿、视力低常或听力异常儿童应及时转诊。

新生儿家庭访视活动记录、儿童健康检查活动记录参照《国家基本公共卫生服务规范（2011 年版）》。

6.2.4　老年人健康管理服务

1. 服务对象

辖区内 65 岁及以上常住居民。

2. 服务内容

（1）两年为老年人提供 1 次健康管理服务，包括生活方式和健康状况评估、体格检查、辅助检查和健康指导。

（2）生活方式和健康状况评估。通过问诊及老年人健康状态自评了解其基本健康状况、体育锻炼、饮食、吸烟、饮酒、慢性病常见症状、既往所患疾病、治疗及目前用药和生活自理能力等情况。

（3）体格检查。包括体温、脉搏、呼吸、血压、身高、体重、腰围、皮肤、浅表淋巴结、心脏、肺部、腹部等常规体格检查，并对口腔、视力、听力和运动功能等进行粗测判断。

（4）辅助检查。包括血常规、尿常规、肝功能（血清谷草转氨酶、血清谷丙转氨酶和总胆红素）、肾功能（血清肌酐和血尿素氮）、空腹血糖、血脂和心电图检测。

（5）健康指导。告知健康体检结果并进行相应健康指导。

①对发现已确诊的原发性高血压和 2 型糖尿病等患者纳入相应的慢性病患者健康管理。

②对体检中发现有异常的老年人建议定期复查。

③进行健康生活方式以及疫苗接种、骨质疏松预防、防跌倒措施、意外伤害预防和自救等健康指导。

④告知或预约下一次健康管理服务的时间。

（6）老年健康管理服务信息与居民健康档案同步，老年人生活自理能力评估可参照《国家基本公共卫生服务规范（2011 年版）》。

6.2.5 高血压患者健康管理服务

1. 服务对象

辖区内 35 岁及以上原发性高血压患者。

2. 服务内容

1）筛查

（1）对辖区内 35 岁及以上常住居民，每年在其第一次到乡镇卫生院、村卫生室、社区卫生服务中心（站）就诊时为其测量血压。

（2）对第一次发现收缩压≥140mmHg 和（或）舒张压≥90mmHg 的居民在去除可能引起血压升高的因素后预约其复查，非同日 3 次血压高于正常，可初步诊断为高血压。如有必要，建议转诊到上级医院确诊，2 周内随访转诊结果，对已确诊的原发性高血压患者纳入高血压患者健康管理。对可疑继发性高血压患者及时转诊。

（3）建议高危人群每半年至少测量 1 次血压，并接受医务人员的生活方式指导。

2）随访评估

（1）对原发性高血压患者，每年要提供至少 4 次面对面的随访。

（2）测量血压并评估是否存在危急情况，若出现收缩压≥180mmHg 和（或）舒张压≥110mmHg，意识改变、剧烈头痛或头晕、恶心呕吐、视力模糊、眼痛、心悸、胸闷、喘憋、不能平卧及处于妊娠期或哺乳期同时血压高于正常等危急情况之一，或存在不能处理的其他疾病，须在处理后紧急转诊。对于紧急转诊者，乡镇卫生院、村卫生室、社区卫生服务中心（站）应在 2 周内主动随访转诊情况。

（3）若不需紧急转诊，询问上次随访到此次随访期间的症状。

（4）测量体重、心率，计算体质指数（body mass index，BMI）。

（5）询问患者疾病情况和生活方式，包括心脑血管疾病、糖尿病、吸烟、饮酒、运动、摄盐情况等。

（6）了解患者服药情况。

3）分类干预

（1）对血压控制满意（收缩压<140mmHg 且舒张压<90mmHg）、无药物不良反应、无新的并发症或原有并发症无加重的患者，预约进行下一次随访的时间。

（2）对第一次出现血压控制不满意，即收缩压≥140mmHg 和（或）舒张压≥90mmHg，或出现药物不良反应的患者，结合其服药依从性，必要时增加现用药物剂量、更换或增加不同类的降压药物，2 周内随访。

（3）对连续两次出现血压控制不满意或药物不良反应难以控制以及出现新的并发症或原有并发症加重的患者，建议其转诊到上级医院，2 周内主动随访转诊情况。

（4）对所有的患者进行有针对性的健康教育，与患者一起制定生活方式改进目标并在下一次随访时评估进展。告诉患者出现哪些异常时应立即就诊。

4）健康体检

对原发性高血压患者，每年进行 1 次较全面的健康检查，可与随访相结合。内容包括体温、脉搏、呼吸、血压、身高、体重、腰围、皮肤、浅表淋巴结、心脏、肺部、腹部等常规体格检查，并对口腔、视力、听力和运动功能等进行粗测判断。具体内容参照《城乡居民健康健康档案管理服务规范》健康体检表。

5）高血压患者健康管理

高血压患者健康管理服务信息与居民健康档案同步，以便有条件的居民随时查看自己的健康信息，高血压患者随访活动记录可参照《国家基本公共卫生服务规范（2011 年版）》。

6.2.6　2 型糖尿病患者健康管理服务

1. 服务对象

辖区内 35 岁及以上 2 型糖尿病患者。

2. 服务内容

（1）筛查：对工作中发现的 2 型糖尿病高危人群进行有针对性的健康教育，建议其每年至少测量 1 次空腹血糖，并接受医务人员的健康指导。

（2）随访评估：协助乡镇卫生院实施相关工作。

（3）2 型糖尿病患者健康管理服务信息与居民健康档案同步，以便有条件的居民随时查看自己的健康信息，同步信息可参照《国家基本公共卫生服务规范（2011 年版）》。

6.2.7　传染病及突发公共卫生事件报告和处理服务

1. 服务对象

辖区内服务人口。

2. 服务内容

1）传染病疫情和突发公共卫生事件风险管理

在疾病预防控制机构和其他专业机构的指导下，乡镇卫生院、村卫生室和社区卫生服务中心（站）协助开展传染病疫情和突发公共卫生事件风险排查、收集和提供风险信息，参与风险评估和应急预案制（修）订。突发公共卫生事件是指突然发生，造成或者可能造成社会公众健康严重损害的重大传染病疫情、群体性不明原因疾病、重大食物和职业中毒以及其他严重影响公众健康的事件。

2）传染病和突发公共卫生事件的发现、登记

乡镇卫生院、村卫生室和社区卫生服务中心（站）应规范填写门诊日志、入/出院登记本、X 射线检查和实验室检测结果登记本。首诊医生在诊疗过程中发现传染病患者及疑似患者后，按要求填写《中华人民共和国传染病报告卡》；发现或怀疑为突发公共卫生事件时，按要求填写《突发公共卫生事件相关信息报告卡》。

3）传染病和突发公共卫生事件相关信息报告

（1）报告程序与方式。具备网络直报条件的机构，在规定时间内进行传染病和/或突发公共卫生事件相关信息的网络直报；不具备网络直报条件的，按相关要求通过电话、传真等方式进行报告，同时向辖区县级疾病预防控制机构报送《中华人民共和国传染病报告卡》和/或《突发公共卫生事件相关信息报告卡》。

（2）报告时限。发现甲类传染病和乙类传染病中的肺炭疽、传染性非典型肺炎、脊髓灰质炎、人感染高致病性禽流感患者或疑似患者，或发现其他传染病、不明原因疾病暴发和突发公共卫生事件相关信息时，应按有关要求于 2h 内报告。发现其他乙、丙类传染病患者、疑似患者和规定报告的传染病病原携带者时，应于 24h 内报告。

（3）订正报告和补报。发现报告错误，或报告病例转归或诊断情况发生变化时，应及时对《中华人民共和国传染病报告卡》和/或《突发公共卫生事件相关信息报告卡》等进行订正；对漏报的传染病病例和突发公共卫生事件，应及时进行补报。

4）传染病和突发公共卫生事件的处理

（1）患者医疗救治和管理。按照有关规范要求，对传染病患者、疑似患者采取隔离、医学观察等措施，对突发公共卫生事件伤者进行急救，及时转诊，书写医学记录及其他有关资料并妥善保管。

（2）传染病密切接触者和健康危害暴露人员的管理。协助开展传染病密切接触者或其他健康危害暴露人员的追踪、查找，对集中或居家医学观察者提供必要的基本医疗和预防服务。

（3）流行病学调查。协助对本辖区患者、疑似患者和突发公共卫生事件开展流行病学调查，收集和提供患者、密切接触者、其他健康危害暴露人员的相关信息。

（4）疫点疫区处理。做好医疗机构内现场控制、消毒隔离、个人防护、医疗垃

圾和污水的处理工作。协助对被污染的场所进行卫生处理，开展杀虫、灭鼠等工作。

（5）应急接种和预防性服药。协助开展应急接种、预防性服药、应急药品和防护用品分发等工作，并提供指导。

（6）宣传教育。根据辖区传染病和突发公共卫生事件的性质和特点，开展相关知识技能和法律法规的宣传教育。

5）宣传、指导服务和管理工作

协助上级专业防治机构做好结核病和艾滋病患者的宣传、指导服务以及非住院患者的治疗管理工作，相关技术要求参照有关规定。

6.2.8　常见病、多发病诊断服务

1. 服务对象

辖区内服务人口。

2. 服务内容

辖区内常见病、多发病和地方病诊断。病历信息与居民健康档案链接，以便有条件的居民随时查看自己的健康信息。

6.3　移动诊疗中心组织结构

移动诊疗中心与县级医疗机构、乡镇卫生院、村卫生室组织结构框架如图 6-1 所示。

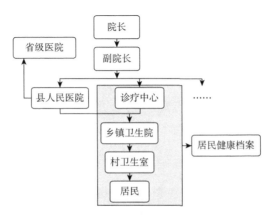

图 6-1　移动诊疗中心与县级医疗机构、乡镇卫生院、村卫生室组织结构框架图

6.4　移动诊疗中心部门任务分工

移动诊疗中心任务分工与合作流程如图 6-2 所示。

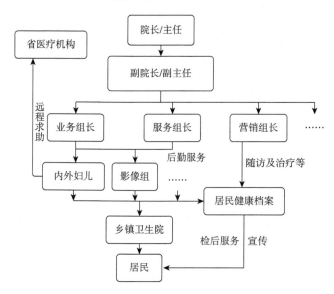

图 6-2　移动诊疗中心任务分工与合作流程图

6.4.1　服务组

（1）党务工作任务：贯彻执行党的路线、方针、政策和院党委的决议，同时围绕服务于人民群众健康工作，做好党组织、宣传工作和思想政治工作，为移动诊疗中心业务组和营销组人员提供政治保障。

（2）后勤工作任务：负责中心固定资产的管理、调配、使用和维修；负责中心安全保卫工作；负责正常供水、供电，确保通信设备及视频设备、信息设备、车载诊疗设备和车辆的正常使用与安全运转；污水、污物处理等。

6.4.2　业务组

（1）展开对常见病、多发病、季节性疾病、突发灾害应急的医疗常识讲座、健康手册发放，健康知识普及等相关工作。

（2）做好范围内群众的体检、疾病筛查工作，建立完善的健康档案、慢性病档案。

①通过移动诊疗车对范围内群众发放蓝卡和进行健康体检，体检项目如下：测血压、测血糖、部分生化检验、测身高、测体重、B 超、心电图、X 射线透视、乳腺彩超检查、钼靶 X 射线检查、妇科常规检查、内科检查、外科检查、眼科裂隙灯检查、眼科常规检查等。

②宫颈癌筛查：对象为 25～65 岁妇女，妇科常规检查。乳腺癌筛查：对象为 40～60 岁妇女，接受检查的妇女均进行乳腺视诊和触诊、乳腺彩超检查，彩超检查可疑或阳性者，进行钼靶 X 射线检查。

③医务人员依据自愿原则建立儿童健康档案、妇女居民健康档案、65 岁以上居民健康档案和普通居民健康档案。

④医务人员依据自愿原则建立慢性病高血压患者跟踪管理表、糖尿病患者跟踪管理表、宫颈癌患者跟踪管理表、乳腺癌患者跟踪管理表等。

（3）在就医困难地区、边远地区进行定时定点巡回医疗、疑难疾病远程会诊，提高全民健康水平。

6.4.3　营销组

协调业务组开展居民健康体检工作，收集整理居民健康信息，建立三级分级管理机制，协同乡镇卫生院开展跟踪随访。

完善信息沟通平台，分析共享体检数据，并根据高血压患者、糖尿病患者、宫颈癌患者、乳腺癌患者等的随访表对患者定期随访、体检和健康干预。

6.4.4　机构分工及协作机制

1. 任务分工

县级医疗机构：一般常见病/多发病的诊疗、辖区现场救护、转诊服务、康复医疗。

移动诊疗中心：健康体检、健康教育、慢性病筛查、重点慢性病病例管理和常见病/多发病的诊断及治疗等。

乡镇卫生院：以基本医疗和基本公共卫生服务为主，综合提供预防、保健等服务。

村卫生室：常见病的门诊和基本公共卫生服务。

2. 机构协作

移动诊疗中心与县级医疗机构：通过建设移动诊疗中心信息平台，将原先分布在各业务系统中的信息交换整合到移动诊疗中心信息平台，实现移动诊疗中心与县级医疗机构、各个科室之间的互联互通。宜以协议或契约的方式明确各方权利和义务，建立协作经营关系。在全民健康体检过程中，有需要诊疗或者上转的患者，做好与县级医疗机构信息沟通，开通绿色通道，直接诊治，避免重复检查等现象。

移动诊疗中心与乡镇卫生院：通过建设移动诊疗中心信息平台，将原先分布在各业务系统中的信息交换整合到移动诊疗中心信息平台，实现移动诊疗中心与乡镇卫生院之间信息的互联互通。宜以协议或契约的方式明确各方权利和义务，建立协作经营关系。在全民健康体检过程中，在乡镇卫生院能力许可的检查项目内，均需在乡镇卫生院内做检查，收入归乡镇卫生院；所需药品在基本药物目录内，且在乡镇卫生院常备药物目录范围内，均需在乡镇卫生院拿药，收入归乡镇卫生院；在乡镇卫生院能力许可的常见病项目内，均需在乡镇卫生院内治疗，收入归乡镇卫生院。除上述项目之外，移动诊疗中心医生疾病会诊可酌情收费，健康体检信息需和乡镇卫生院共享。

6.5　移动诊疗中心建设要求

6.5.1　总则

（1）为科学地对移动诊疗中心工程项目进行规划、建设和管理，加强固定资产建设的宏观调控，特制定本建设标准。

（2）移动诊疗中心应坚持高效的原则，在满足基本公共卫生与基本医疗工作的同时，必须考虑突发事件的应急和对重要会议和事件的保障。

（3）本建设标准适用于新建规模在 2~5 辆移动诊疗车的移动诊疗中心的工程项目，改建或扩建的移动诊疗中心项目可参照执行。

（4）移动诊疗中心的建设应结合城市的功能布局，统一规划，统一管理，统一调度。

（5）移动诊疗中心的建设，除执行本建设标准外，尚应符合国家现行的有关标准、规范、定额和指标的规定。

6.5.2　建设规模

（1）根据移动诊疗中心的服务人口和服务功能，汶川县移动诊疗中心应配置 3～5 辆移动诊疗车。

（2）移动诊疗中心用房面积应按照移动诊疗车的数量确定，每辆车应达到 100m²。

（3）移动诊疗中心一般由移动诊疗指挥调度系统、全球定位系统（global positioning system，GPS）、移动诊疗车、工作用房组成。

（4）移动诊疗中心将附设移动诊疗培训设施。

（5）移动诊疗中心应有专用的移动诊疗车停车区域。

6.5.3　规划布局

（1）移动诊疗中心应符合城市规划规定的要求和城市医疗卫生的状况，合理布点。

（2）移动诊疗中心配备应根据所在地区的经济发展水平、功能分区、人口密度、重点单位、建筑以及道路交通等综合条件来确定。

（3）移动诊疗中心应设在易燃、易爆的建筑设施上风（或侧风）向不小于 200m 的位置。

6.5.4　建筑分区及要求

移动诊疗中心应有专用的工作区域，具体划分包括业务用房、行政办公房、停车区域、远程协同医疗系统用房、培训用房、后勤辅助用房等。

（1）移动诊疗中心的建筑装修和环境设计宜体现高效的建筑风格，重要用房的室内装修材料应采用 A 级装修材料。

（2）移动诊疗中心的建筑抗震烈度应在该地区的基础上提高 1 度，主要的车道和通道上不应有易倒塌的装饰物。

（3）移动诊疗中心的供电设施应安全可靠并应保证不间断供电，一般情况下，应采用双回路供电和柴油发电机组。

（4）移动诊疗中心的建筑防火等级不应低于一级，主要用房应采用 1h 耐火时间的隔墙，调度中心、车库、库房等有关重要用房应采用 2h 耐火时间的隔墙，其隔墙上的门窗应采用乙级防火门窗，消防设施的配置应遵守国家有关建筑防火设计规范的规定。

（5）移动诊疗中心必须配备良好的防雷设施。

6.5.5 设备配置要求

（1）移动诊疗中心应配置与其建设规模相适应的通信系统、车辆、车内配置等。

（2）移动诊疗中心通信系统配置包括以下部分：

①无线电通信系统（包括有线通信）；

②数字交换系统；

③移动诊疗信息采集系统；

④车辆卫星定位系统；

⑤LED 屏显示系统；

⑥电子大屏幕投影系统；

⑦视频监控系统。

（3）移动诊疗中心车辆的配置。

（4）移动诊疗车内医疗设备的配备。

6.6 移动诊疗车基本要求

（1）应按经规定程序批准的图样和技术文件制造，并应符合本标准的规定。

（2）零部件、外购件、标准件及重要螺纹连接扭紧力矩，重要坚固件的拧紧力矩应符合设计文件和有关标准的规定。

（3）基本技术规格如表6-1 所示。

表 6-1　移动诊疗车型主要技术规格及参数

参数	数值	参数	数值
发动机排量/ml	≥2300	发动机功率/kW	10t 以上≥200
			10t 以下≥40
外形尺寸（长×宽×高）/cm	≥5600×1800×1950	内部尺寸（长×宽×高）/cm	≥2950×1650×（1600～1800）
总质量/kg	≥2900	载质量利用系数	≤90%
整备质量/kg	≥1700	额定载质量/kg	≥850

续表

参数	数值	参数	数值
额定载客/人	≥2～4	前排乘客/人	2
接近角/离去角/(°)	≥40/35	前悬/后悬/mm	≥880/1050
轴距/mm	≥3650	轴荷/kg	≥1200/1780
轴数/个	2	弹簧片数/片	-/4
轮胎数/个	4	轮胎规格	—
前轮距/mm	≥1540	后轮距/mm	≥1520
最小离地间隙/mm	210	排放标准	国 4

6.7　车载电源及信息系统参数

车载电源及信息系统参数如表 6-2 所示。

表 6-2　车载电源及信息系统参数

名称	技术参数性能指标
电源及其控制系统	为设备提供不间断电源； 多种供电设备之间的电源可智能切换； 强电由 220V 交流电源供给，弱电由稳压直流电供给
空调及其冷链系统	要求一级耗能； 冷链系统能保证所需耗材的存储及运输使用
广播与视频宣教系统	可播放多种格式的影音数据，如 AVI、MPEG、REAL、DVD、ASF； 可直接播放 U 盘内的影音数据； 可播放 DVD、VCD、CD 光碟
医疗信息系统	为居民建立健康档案及更新其信息； 宜与新型农村合作医疗管理系统兼容
照明与光杀菌系统	照明：桌面、工作面的照度不应少于 150lx； 紫外线消毒灯：40W 以上发光谱线 253.7nm 以上
车载定位与调度指挥系统	提供车辆的实时位置数据、车辆的当前工作状态数据； 实时发送车辆的位置信息； 车辆之间可以随时呼叫通话
车载数据中心与通信系统	提供无线局域网覆盖； 满足 300～500GB 数据的安全存储； 提供 3G、有线等互联网接入方式； 具有高度集成、高防震、高可靠性； 一体化设备的高度应≤8.89cm

6.8 车载医疗设备基本要求及性能要求

6.8.1 车载医疗设备基本要求

（1）车载医疗设备配置符合本标准的规定。

（2）零部件、外购件、标准件符合车载医疗设备有关标准的规定，轻便、坚固、抗震。

（3）设备要求有数字化装置，检查信息直接存入车载信息系统和健康档案。

（4）主要设备如表6-3所示。

表 6-3　主要设备

设备	数量	单位
身高体重测量器	1	台
视力表	1	个
自动血压器	1	台
普通血压计	3	个
出诊箱	1	台
车载氧气瓶	1	个
体温计	3	个
车载折叠担架	1	台
铲式担架	1	台
气囊面罩呼吸器（120急救车）	1	套
监护及除颤一体机（120急救车）	1	台
B超机	1	台
车载手动、气动呼吸机（120急救车）	1	台
手持吸引器（120急救车）	1	套
尿分析仪	1	台
自动血球分析仪	1	台
全自动干式生化分析仪	1	台
离心机	1	台

续表

设备	数量	单位
数字化 X 射线透视机/DR 设备	1	台
裂隙灯	1	台
移动式彩超	2	台
12 导联心电图机	1	台
车载冰箱	1	台
妇科检查床	1	台
钼靶 X 射线设备	1	台
电子阴道镜	1	套
电子显微镜	1	台
洗胃机	1	台

6.8.2 车载医疗设备性能要求

（1）自动血压器、普通血压计符合 GB 3053—1993《血压计和血压表》要求。

（2）B 超机、移动式彩超符合 GB/T 16846—2008《医用超声诊断设备声输出公布要求》、GB 10152—2009《B 型超声诊断设备》、YY 0593—2005《超声经颅多普勒血液分析仪》要求。

（3）体温计符合 GB 1588—2001《玻璃体温计》、YY 0785—2010《临床体温计——连续测量的电子体温计性能要求》要求。

（4）氧气瓶符合 GB 8982—2009《医用及航空呼吸用氧》要求。

（5）数字化 X 射线透视机/DR 设备符合 YY 0310—2005《X 射线计算机体层摄影设备通用技术条件》要求。

（6）裂隙灯符合 YY 0792.2—2010《眼科仪器 眼内照明器 第 2 部分：光辐射安全的基本要求和试验方法》、YY 1080—2009《眼科仪器 直接检眼镜》、YY 0065—2007《眼科仪器 裂隙灯显微镜》、YY 0068.4—2009《医用内窥镜 硬性内窥镜 第 4 部分：基本要求》要求。

（7）视力表符合 YY 0764—2009《眼科仪器 视力表投影仪》要求。

（8）监护及除颤一体机符合 YY 1079—2008《心电监护仪》要求。

（9）洗胃机符合 YY 1105—2008《电动洗胃机》要求。

（10）12 导联心电图机符合 YY 1139—2010《单道和多道心电图机》要求。

（11）出诊箱里的听诊器符合 YY 91035—1999《听诊器》要求。

（12）全自动干式生化分析仪符合 YY/T 0654—2008《全自动生化分析仪》要求。

（13）尿分析仪符合 YY/T 0475—2011《干化学尿液分析仪》、YY/T 0478—2011《尿液分析试纸条》要求。

（14）自动血球分析仪符合 YY/T 0456.1—2003《血细胞分析仪应用试剂 第 1 部分：清洗液》、YY/T 0456.2—2003《血细胞分析仪应用试剂 第 2 部分：溶血剂》、YY/T 0456.3—2003《血细胞分析仪应用试剂 第 3 部分：稀释液》要求。

6.8.3　环境要求

设备的运行环境须在移动诊疗车或随行 120 急救车内。

6.8.4　安全要求

（1）各设备通用安全要求符合 GB 9706.1—2007《医用电气设备 第 1 部分：安全通用要求》。

（2）数字化 X 射线透视机/DR 设备符合 GB 9706.12—1997《医用电气设备 第 1 部分：安全通用要求 三、并列标准 诊断 X 射线设备辐射防护通用要求》、GB 12664—2003《便携式 X 射线安全检查设备通用规范》。

（3）离心机符合 GB 19815—2005《离心机安全要求》。

6.8.5　专用安全要求

有专用安全要求的医疗设备应用时应符合相对应的行业和国家标准。

（1）B 超机、移动式彩超专用安全符合 GB 9706.9—2008《医用电气设备 第 2-37 部分：超声诊断和监护设备安全专用要求》。

（2）数字化 X 射线透视机/DR 设备符合 GB 9706.11—1997《医用电气设备 第 2 部分：医用诊断 X 射线源组件和 X 射线管组件安全专用要求》、GB 9706.14—1997《医用电气设备 第 2 部分：X 射线设备附属设备安全专用要求》。

（3）监护及除颤一体机符合 GB 9706.8—2009《医用电气设备 第 2-4 部分：心脏除颤器安全专用要求》、GB 9706.25—2005《医用电气设备 第 2-27 部分：心电监护设备安全专用要求》。

（4）12 导联心电图机符合 GB 10793—2000《医用电气设备 第 2 部分：心电图机安全专用要求》、YY 0782—2010《医用电气设备 第 2-51 部分：记录和分析型单道和多道心电图机安全和基本性能专用要求》。

（5）车载手动、气动呼吸机符合 GB 9706.28—2006《医用电气设备 第 2 部分：呼吸机安全专用要求 治疗呼吸机》。

6.9　移动诊疗车运行要求

为了加强车辆安全管理，保障移动诊疗工作顺利进行，根据车辆管理制度规定，结合移动诊疗中心实际情况，制定以下管理细则。

6.9.1　车辆管理

（1）车辆出行须有派车单并填写登记表，车辆返回时应停放在指定场所并记录车况以便下次使用。

（2）指定驾驶员配合车辆管理人员每周对所驾驶车辆实施检查及保养，以维持机件寿命，确保安全行驶。

（3）车辆出行前应进行安全检查，行驶途中应注意安全行驶并遵守交通规则。若发生违规罚款，所交款项最终由驾驶员承担。

（4）车辆的有关证件及保险资料等档案由档案室统一保管，并由办公室负责车辆的维修费用。

（5）需要用车辆时，应事先填妥派车单并一式两联，经负责车辆主管批准后调派。若无派车单，驾驶员不得出车。

（6）车辆燃油必须填写车辆费用登记表并提供发票。

（7）车辆在运行途中发生意外，按照《移动诊疗车事故应急处理及报告制度》执行。

6.9.2　车辆日常维护

（1）出库（出车）前：每日 8 点进行车辆维护，做好出车前的检查工作。

（2）驾驶室内部保持清洁卫生。

（3）离合器、制动踏板是否回位合适，工作性能是否有效。

（4）燃油、润滑油、电瓶、冷却液量、制动液量、方向助力油是否符合标准。

（5）风扇、传动带的松紧度。

（6）仪表、指示灯、照明设备、转向系统、配置 GPS 车载系统是否正常。

（7）雨刷器、后视镜。

（8）轮胎气压、轮胎螺丝及半轴螺丝有无异常。

（9）车身外部是否完好、清洁。

（10）车辆行驶所需要的标志和证件、必需用品符合标准要求。

（11）检查完毕后，驾驶员必须在日检表上签字。检查若有问题，应及时向车辆主管人员报告并检查维修，不得带"病"出车。

（12）行车中，注意观察各种仪表、指示灯，注意观察发动机及各部件有无异响和气味。

（13）收车（入库）后，认真检查车辆各部件运转状况，并到车辆管员科填写当天的实际运行里程和收车时间。车辆若有故障、损坏或设备丢失，按规定办理维修手续，并及时维修。

6.9.3　车辆安全行驶

（1）要熟悉车辆行驶线路的路况、路情，做到心中有数。比如，冬天某段路经常积冰，某段路坡大弯急，可以早采取措施、早预防。

（2）要注意天气变化，按照不同的天气采取相应措施。

（3）在雪天，出车前一定要装好防滑链，并根据情况适当降低轮胎气压；行驶中车速不能超过 30km/h，前后车距保持在 30m 以外；开车时要保证鞋底没有积雪或薄冰。白天雪中行驶时一定要打开雾灯，要尽量远离自行车和行人。行驶中不得急踩制动踏板、猛松离合器、猛加油，及时擦拭车窗内侧雾气和反光镜，保持良好的视线；当路面打滑时，应就地铺上沙、石、土等，然后缓缓通过。

（4）在雾天，要保持足够的行驶距离，沿路中的白线行驶，保持路线正确；根据雾的大小和能见度，确定车速，一般不应超过 20km/h；必须打开雾灯和警示灯（双闪灯）。

6.9.4　车辆维护

1. 定期维护

（1）车辆行驶 10 000km，更换机油、机滤、空滤，必须使用专用机油、润滑油用品。

（2）行驶 20 000km 或 1 年内，更换燃油滤清器，变速箱油、后桥油、制动液、冷却液、转向液压油和四轮保养。

（3）行驶 50 000km 或 2 年内，更换发动机正时皮带、水泵带、发电机带、压缩机带。

（4）车辆行驶 5000km 或 1 个月，必须清洗空气滤清器。行驶 10 000km 或 6 个月必须进行轮胎换位。根据实际状况按规定前后、左右、交叉换位。

（5）车辆每个月必须到指定 4S 维修站，对转向系统、制动系统、底盘及传动系统，机油、变速箱油、后桥油、制动液、转向液压油、电瓶液、冷却液等项目进行检查、调试、清洗，紧固螺栓、补充液油。

2. 车辆修理

（1）严格按照修车审批制度，遵循先请示、后修车的原则。

（2）车辆维修要到指定的修理厂。

（3）需要维修的车辆，应由驾驶员、分管副主任、技术员共同鉴定，报移动诊疗中心主任审批。经批准后驾驶员持派修单，按照派修单的项目进行维修。

（4）车辆维修时，驾驶员根据所需修理的项目进行监督。修好车后，驾驶员要经过试车确认无误，并校对维修明细单，在维修明细单上填写修理时间和里程数并签字，同时将维修明细单和旧件收回，交与车管员做记录。

（5）车辆在外作业发生故障，需要修理时，应立即向分管领导报告，进行就地救援修理。就地无法修理时，将车辆拖到指定的修理厂修理，不准随意到其他地方修理。

6.9.5　车载医疗设备保养与维护

1. 设备保养

（1）日常保养：由操作人员负责，内容是清洁表面、紧固易松动的螺丝和零件、检查运转是否正常及零部件是否完整。日常保养主要关注设备外部。

（2）一级保养：由保养人员按计划进行，主要是清洁内部、检查有无异常情况（如湿度、声音等）、局部检查和调整。

（3）二级保养：一种预防性的修理，由保养人员及维修人员共同进行，检查设备的主体部分和主要组件、调整精度，必要时更换易损部件。

2. 设备检查

（1）每日检查：一般在下班前或交班时同日常保养结合起来，由保养人员或操作人员执行，及时发现问题，及时解决。

（2）定期检查：由保养人员、操作人员、维修人员参加，全面检查，根据所发现问题及时进行维护。

3. 设备维修

（1）根据设备实际使用情况，参考有关修理周期，制订设备修理工作日期和大致修理工作量。其优点是有利于做好修理前的准备，缩短修理所占用的时间。

（2）对一些贵重的仪器设备的异常现象，可在故障发生前有计划地进行维修。

4. 设备维修登记制度

仪器设备在保养维修后必须进行登记，保存文字记录。维修登记内容包括：

（1）精修，即填写部门、设备名称、主诉故障等。

（2）维修报告，写明故障情况、程度、原因。

（3）停机时间。

（4）工作时间，包括仪器使用日期、开始时间、常规工作时数、加班时数、运送仪器所占用的时间等项目。

6.9.6　移动诊疗车事故应急处理

（1）移动诊疗车发生职业暴露后，按照既往进行的该种污染物的生物安全危害度评估结果，快速有效地对意外暴露人员进行紧急医学处置；对污染区域进行有效的控制，最大限度地清除和控制污染物对周围环境的污染和扩散；按照流行病学调查和暴露人员的医学观察等原则和步骤进行处理。

（2）根据既往进行的生物安全危害度的评估和暴露的程度即时进行现场紧急医学处置，消除或最大程度降低病原微生物对暴露人员的伤害；同时，对污染区域进行有效的防控，最大限度地防止污染物对周围人员和环境的污染。

（3）一般小型事故可在紧急医学处置后，立即向移动诊疗中心负责人和移动诊疗车生物安全领导小组报告事故情况和处理方法，以及时发现处理中的疏漏之处，使处理尽量完善妥当。

（4）当重大事故发生时，在进行紧急医学处置的同时，要立即向移动诊疗中心负责人和移动诊疗车生物安全领导小组报告情况；移动诊疗中心负责人和移动诊疗车生物安全领导小组要立即协调现场紧急处理和周围环境污染防控；协调医学专家评估职业暴露的危害性和对暴露人员的伤害程度；当药物可以治疗和预防该污染物感染时，力争在暴露后最短时间内开始预防性用药；留取暴露人员相应的标本备检，同时进行医学观察。

（5）评估暴露级别并建立意外事故登记，详细记录事故发生的时间、地点及经过；暴露方式；损伤的具体部位、程度；接触物种类（培养液、血液或其他体液）和含有 HIV 的情况；处理方法及处理经过（包括赴现场实验室负责人和实验室生物安全领导小组成员以及专家）；是否采用药物预防疗法，若是，则详细记录治疗用药情况、首次用药时间（暴露后几小时或几天）、药物毒副作用情况（包括肝、肾功能化验结果）；定期检测的日期、检测项目和结果。

（6）根据评估结果建议育龄妇女发生职业暴露后和进行预防性用药期间是否需要避免或终止妊娠。

（7）记录对暴露现场和周围环境污染防控的方法、实施形式、人员范围，评估防控处理的效果；总结和评估病原微生物实验室工作程序中是否存在不当，暴露人员实验操作等过程是否存在失误，发现问题及时处理，并实行个人负责制，追责到人。

（8）意外事故现场处理方法：工作人员发生意外事故时，如针刺损伤、感染性标本溅及体表或口鼻眼内，或污染实验台面等均视为安全事故，应立即进行紧急医学处置（根据事故情况采用相应的处理方法）。根据生物安全危害度和暴露程度，现场初步评估职业暴露危害程度和选择处理方式。

第7章 车载移动诊疗服务
质量管理规范

本章结合汶川县实际需求，研制车载移动诊疗服务质量管理规范，并派专家赴汶川县开展标准的宣贯培训、实施指导、改进完善等工作。具体研究主要内容包括服务的组织构架、服务流程、移动诊疗服务质量管理规范（移动诊疗中心规范化管理办法、医疗管理制度、医疗设备管理制度、感染管理制度、临床科室工作制度、移动诊疗中心档案管理制度）、质量管理规范的培训和监督。

7.1 组织框架

移动诊疗服务的组织框架如图 7-1 所示。

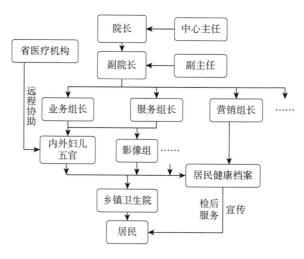

图 7-1 移动诊疗服务的组织框架

7.2　服　务　流　程

移动诊疗的服务流程如图 7-2 所示。

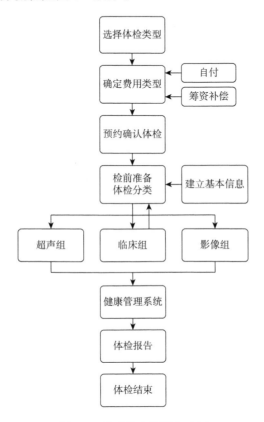

图 7-2　移动诊疗的服务流程

7.3　移动诊疗服务质量管理办法

7.3.1　移动诊疗中心规范化管理办法

1. 中心总值班制度

（1）移动诊疗中心接受医院行政值班指挥，负责处理和协调医疗、行政及其他临时事宜，及时传达、处理上级指示和紧急通知，承接、处理未办事项。

（2）遇重大突发公共卫生事件，应及时报告值班移动诊疗中心领导和医院行政总值班，并协助有关部门组织协调应对，涉及多部门的疑难、危重患者，值班人员有权决定收治部门或从其他部门调整病床。

（3）外出会诊时，值班人员应及时与医务组联系，派出会诊人员。对特、急抢救会诊，值班人员应协助医务组直接通知有关部门人员前往协助抢救，同时通知有关部门做好准备，外出会诊者必须经院长或中心主任同意，并登记备案后，方可离开。

（4）认真做好值班记录，严格交接班制度，不得擅离职守。

（5）值班人员在值班期间处理的未尽事宜（有欠费、暂押的各种有效证件），必须负责追缴。所押的证件要作妥善的处置。

（6）每班交班前，认真打扫车内及室内卫生，保证车内及室内物品完好无损。

（7）值班人员必须执行以上各项制度，违者视情节轻重及所造成的后果论处。

2. 卫生工作制度

（1）把爱国卫生运动列入移动诊疗中心工作的议事日程。成立卫生工作小组，每年至少开会四次。

（2）为居民提供卫生与健康宣传教育服务，提高居民的卫生与健康意识，增进居民的身体健康素质，提高居民的健康水平。

（3）保持车内及室内环境和个人卫生，认真执行隔离消毒制度，做好污水、污物、垃圾处理，防止污染和交叉感染。

3. 移动诊疗中心统计制度

（1）移动诊疗中心必须建立和健全登记、统计制度。

（2）各种医疗登记要填写完整、准确，字迹清楚，并妥善保管。

（3）移动诊疗服务统计，包括筛查次数、检查人数、诊疗人数、筛查病种患者人数、建立健康档案人数、慢性病人数、受治疗人数等。

（4）移动诊疗中心应根据统计指标，定期分析医疗效率、移动诊疗效率和医疗质量，从中总结经验、发现问题、改进工作。

（5）统计员要督促检查各小组统计工作，按期完成各项统计报表，经领导审阅后，上报卫生行政部门。

（6）移动诊疗中心应逐步做到通过信息化系统进行统计工作。

4. 职工培训制度

1）岗前教育制度

上岗前职业教育主要内容如下：法规与理念教育；医疗卫生事业的方针政策教育；医学伦理与职业道德教育；移动诊疗中心工作制度、操作常规、医疗安全管理措施及各类人员岗位职责；医学文件（病历、健康档案、慢性病管理档案）书写的基本规范与质量标准；心肺复苏的基本技能；突发卫生事件的应急处理；慢性病管理知识；当地医疗卫生工作概况及移动诊疗中心情况；移动诊疗中心管理和发展，以及消防安全知识与技能培训等。

2）在职职工继续教育制度

（1）根据国家继续医学教育的有关规定，移动诊疗中心必须实行在职职工终身教育，抓紧抓好人才培训工作，从难从严要求，进行培训。

（2）移动诊疗中心对在职职工继续教育工作应由主管领导负责并建立技术档案。

（3）移动诊疗中心应制订在职职工继续教育计划，以及保证计划完成的具体措施。

（4）对所有职工的培训都要强调从基本理论、基本知识和基本技能入手，可通过岗位实践、脱产进修、建立导师制等多种途径，不断提高和深化专业理论、实践能力以及外语水平。

（5）移动诊疗中心的所有人员必须定期进行突发公共卫生事件的演练，每年1～2次。每次演练结束后必须做好总结、记录等工作。

（6）每4周进行一次中心内部讲座，主要讲座内容包括突发公共卫生事件应急、慢性病管理知识、相关移动诊疗新技术等，同时做好资料收集汇编及会议记录归档。

5. 社会监督制度

（1）移动诊疗中心内及移动诊疗车外部车体上要设立社会监督电话，由专人负责管理。

（2）建立移动诊疗中心领导与服务辖区的联系制度，听取和了解服务对象的意见。

（3）主动向患者及居民发放"满意度调查表"，了解居民对诊疗服务的满意度，并持续改进。

（4）把移动诊疗服务纳入医院社会义务监督员监督的范围，定期召开有关人员座谈会，征求意见。

（5）移动诊疗中心实施下列公开制度：

①上岗人员必须佩戴医院统一标志；

②公开移动诊疗的服务项目及收费标准；

③公开重大检查的时间安排；

④公开健康宣教的安排情况；

⑤按季度公开移动诊疗的工作安排。

6. 逐级技术指导制度

（1）移动诊疗中心支援农村、支援城市基层，互相协作，逐级指导，是责任与义务，必须做到经常化、制度化、区域化。

（2）移动诊疗中心支援农村、城市基层卫生事业的工作要统一规划。

（3）制订移动诊疗中心支援边远农村卫生服务的工作计划。

（4）移动诊疗中心应根据受援医疗机构的需求情况，选派有经验的医疗技术人员和管理人员参加支援工作，以保证质量。

（5）支援基层工作的医务人员要认真遵守移动诊疗中心的有关制度并将其支援基层的工作情况纳入个人考核范围。

（6）医务人员支援基层工作期间除原单位工资、奖金及福利待遇不变外，受援医疗机构可根据不同情况给予适当补贴和提供适当的生活、工作条件。

（7）新技术开发转让和技术指导要按《中华人民共和国知识产权法》的有关规定执行。

7. 消防与安全管理制度

（1）全面落实公安部关于《机关、团体、企业、事业单位消防安全管理规定》的要求。

（2）落实逐级安全责任制，明确职责，落实责任，不断完善和落实各类应急处置预案。

（3）移动诊疗中心要对医护人员经常进行安全保卫、消防安全的宣传教育，切实做好应急医疗救护工作，加强培训和演练。

（4）安装符合国家标准的防入侵、电视监控、全球定位系统、消防报警等安全技术防范设施，并能正常发挥作用。

（5）建筑、车辆结构符合公安部门有关防护要求，环境与清洁应符合规范要求，室内、车辆严禁存放易燃、易爆物品，严禁堆放杂物，禁止吸烟。

（6）移动诊疗车应配置消防设施、灭火器材、消防安全标志和应急灯。

（7）车辆运行过程中遵守道路交通管理相关规定。

7.3.2　医疗管理制度

1. 医疗质量管理制度

（1）医疗质量是移动诊疗中心管理的核心内容和永恒的主题，移动诊疗中心必须把医疗质量放在首位。质量管理是不断完善、持续改进的过程，要纳入移动诊疗中心的各项工作。

（2）移动诊疗中心要建立健全医疗质量保证体系，即建立移动诊疗中心质量管理组织，职责明确，配备专（兼）职人员，负责质量管理工作。

①移动诊疗中心设置的质量管理与改进组织要与移动诊疗中心功能任务相适应，人员组成合理，职责与权限范围清晰，能定期召开工作会议，为移动诊疗中心质量管理提供决策依据。

②移动诊疗中心主任作为医疗质量管理第一责任人，应认真履行质量管理与改进的决策职能。

③医院的医疗、护理、医技职能管理部门对移动诊疗中心行使指导、检查、考核、评价和监督职能。

④业务组长直接负责医疗质量管理工作。

（3）移动诊疗中心质量管理要严格执行医院的有关质量管理制度。

2. 患者紧急状态时的应急程序

外出进行健康体检、健康宣传、健康教育、疾病筛查等医疗活动时难免出现患者突然病情变化，故制定以下应急预案。

1）患者突然发生病情变化时的应急程序

（1）应立即通知医疗组医生。

（2）护理人员立即准备好抢救物品及药品。

（3）所有在场人员必须积极配合医生进行抢救。

（4）立即通知患者家属及附近医院做好接诊准备。

（5）若现场判断患者病情严重，依据现有物理检查、医师判断及时确定抢救方案，立即执行在场医师组负责人的临时口头医嘱。

（6）现场处理病情稳定后或判断无能力抢救时，第一时间出车送患者到就近有能力的医院进行急救。

（7）处理患者突发病情变化时应遵循挽救生命为第一准则。

2）患者突然发生猝死时的应急程序

（1）发现后立即抢救，同时通知医疗组医生，必要时通知上级领导。

（2）通知患者家属，同时准备车辆送患者到最近的医疗机构。

（3）向中心主任或中心医务处汇报抢救情况及抢救结果。

（4）若患者抢救无效死亡，应等患者家属到达现场后告知患者家属实际情况，同时回到移动诊疗中心开具相关证明。

（5）做好病情记录及抢救记录。

（6）在抢救过程中要注意对现场情况的维护。

7.3.3　医疗设备管理制度

1. 医疗器械设备管理制度

（1）车载医疗仪器设备均由医院统一采购、调配、供应、管理。

（2）车载医疗器械要按器械的性质分类保管，要求账物相符。车载医疗器械要注意通风防潮，保持整洁，防止损坏丢失。

（3）各种车载医疗器械的请领和保管须由专人负责，贵重仪器应指定专人使用，定期维护保养。

（4）失去效能的各种器械要按规定办理报废手续。贵重仪器报废、报损、变价、调拨由部门填写申请，经移动诊疗中心主任批准方可执行。

（5）医疗设备定期保养，确保正常使用。

（6）贵重精密仪器设备的维修保养应请示移动诊疗中心主任，并请专门人员保养维修，同时要填写维修登记表。

2. 一次性使用无菌医疗器械管理制度

根据《医疗器械监督管理条例》和《一次性使用无菌医疗器械监督管理办法》规定，特制定本制度。

（1）一次性使用无菌医疗器械指一次性使用无菌注射器、一次性使用输液器、一次性使用输血器、一次性使用滴定管式输液器（袋式输液器）、一次性使用无菌注射针、一次性使用静脉输液针、一次性使用塑料血袋、一次性使用采血器。

（2）所购的无菌医疗器械，根据不同经销商、不同厂商的不同产品，应验明：

①生产企业：营业执照、税务登记、医疗器械经营企业许可证、医疗器械注册证、产品合格证或卫生许可证、计量合格证、产品检验报告、法人委托授权书、销售人员身份证。

②经营企业：营业执照、税务登记、医疗器械经营企业许可证、法人委托授权书、销售员身份证及生产企业提供的全部有效证件。

验证合格后方可按《医疗器械出入库管理制度》验收入库。

（3）外包装不合格、小包装破损、标识不清、过期淘汰的无菌器械一律作为不合格产品，不准入库。

（4）验收入库的物资必须按品名、规格型号、数量、价格、生产批号、灭菌批号、产品有效期、制造商和经销商名称及购入时间进行登记，及时按移动诊疗中心感染管理制度要求送检，并做好送检及检验结果记录，备查。

（5）做好所有厂、商家的资格证件记录及保管工作，做好所有产品的证件记录和保管工作，备查。

（6）所购一次性使用无菌医疗器械必须从合格供方目录中选择合格供方购买。

（7）一次性使用无菌医疗器械不得重复使用。

（8）使用时若发生热反应、感染或其他异常情况，必须及时留取样本送检，按规定详细记录，报告药剂组和设备采购部门。

（9）发现不合格产品或质量可疑产品时，应立即停止使用，并及时报告当地药品监督管理部门，不得自行做退、换货处理。

（10）一次性使用无菌医疗器械用后须进行消毒、毁形，并按当地卫生行政部门的规定进行无害化处理，禁止重复使用和回流市场。

3. 移动诊疗中心车载仪器设备管理制度

（1）专管专用仪器设备实行责任人负责制。仪器责任人参加仪器设备的验收、安装、调试工作，填写仪器设备档案和运行记录，负责仪器设备的降级使用及报废申请等事宜。仪器责任人负责确保仪器在良好的状态运行，对违反仪器操作规程的行为有权予以制止。

（2）仪器的检验工作在主管领导的监督下组织实施。

（3）仪器使用过程中应特别注意仪器的使用状况、技术指标和各种参数变化，并进行详细记录。操作者在发现异常的情况下必须做出妥善和安全处理，包括及时依照操作程序关机，并将异常情况向仪器责任人详细报告。

（4）当确实需要独立操作 X 射线透视机/DR 设备/生化分析仪时，操作者必须经过专门的培训，合格后方可独立上机。

（5）操作 X 射线透视机/DR 设备/生化分析仪时，操作者应征得仪器责任人的同意后方可开机，并且必须严格做好使用状况记录和交接班手续。未经专门培训的人员，在任何情况下都不得调整仪器中的任何参数。

（6）X 射线透视机/DR 设备/生化分析仪的安放位置不得随意变动。若确需变动，必须经组长批准。重新安装后，应就其安装位置、环境、安装方式等进行检查，重新进行校验和核准。变动情况要记录备查。

（7）仪器责任人负责按有关规程进行本仪器的维护保养。室内卫生由当班的仪器操作者负责。

（8）仪器技术室除对所有仪器设备定期检验外，还应进行不定期抽查，以确保各仪器设备功能正常、性能完好，使精度能满足检测工作的需要。

（9）在使用中，仪器设备出现故障，由当班的仪器操作者填写仪器设备故障报告单，经仪器责任人签字，对故障仪器及时进行维修并填写维修记录单。

（10）在仪器检测中发现仪器设备损坏或性能下降时，由部门确定仪器维修人员，报移动诊疗中心领导批准后实施维修。

（11）若要对大型仪器设备进行改造、功能扩充或其他危及仪器性能的试验，必须报移动诊疗中心主任批准后方得实施。

（12）凡 1000 元以上的仪器设备、贵重的零备件，未经部门组长批准不得外借。

（13）本制度未尽事宜参照移动诊疗中心有关规定执行。

4. 车载小药柜管理制度

（1）车载小药柜所有药品按医嘱使用，其他人员不得私自取用。

（2）车载小药柜应指定专人管理，负责领药和保管工作，及时补充缺额，每日核对基数。

（3）定期清点、检查药品，防止积压、变质。发现药品沉淀变色、过期、标签模糊等时，停止使用，并报医院药房处理。

（4）车载毒、麻、限、剧药品应设专用抽屉存放，严格加锁，并按需要保持一定基数。动用后，由医师开专用处方，向药房领回。每日交班时，必须交点清楚，保障基数。

（5）医院药房对车载小药柜要定期检查，核对药品种类、数量，有无药品过期、变质现象，毒、麻、限、剧药品管理是否符合规定。

7.3.4　感染管理制度

1. 移动诊疗中心感染管理制度

（1）认真贯彻执行《中华人民共和国传染病防治法》、《中华人民共和国传染病防治法实施办法》及《消毒管理办法》的有关规定。

（2）每日诊疗工作前完成清洗、消毒登记工作。

（3）储存柜每周清洁、消毒一次。

（4）每日监测使用消毒液的有效浓度并记录，低于有效浓度时应立即更换。每日室内紫外线消毒。

（5）每次出发前清洁地面，采用湿式清扫方式，桌面用 500mg/L 含氯消毒剂擦拭，每次到诊疗地点后紫外线照射 30min。诊疗工作结束后紫外线照射 1h 并地面含氯消毒剂消毒 1 次；若无外出诊疗工作则每周 1 次。

（6）每月空气培养 1 次，并做到有据可查。

2. 手部卫生规范与质量监管制度

在移动诊疗中心感染传播途径中，医务人员的手是院内感染的重要原因。规范洗手及手消毒方法、加强手部卫生的监管力度，是控制院内感染的一项重要措施，也是对患者和医务人员双向保护的有效手段。

1）洗手指征

（1）进入或离开操作区。

（2）在操作区中由污染区进入清洁区之前。

（3）处理清洁或无菌物品前。

（4）无菌技术操作前后。

（5）手上有污染物或与微生物污染的物品或体液接触后。

（6）接触患者伤口前后。

（7）手与任何患者接触（诊察、护理患者之间）前后。

（8）在同一患者身上，从污染部位操作转为清洁部位操作之间。

（9）戴脱手套前后。

（10）戴脱口罩前后、穿脱隔离衣前后。

（11）使用厕所前后。

2）手消毒指征

（1）为患者实施侵入性操作之前。

（2）诊察、护理、治疗免疫性功能低下的患者之前。

（3）接触每一例传染病患者和多重耐药株定植或感染者之后。

（4）接触感染伤口和血液、体液之后。

（5）接触致病微生物所污染的物品之后。

（6）双手需保持较长时间的抗菌活性，如需戴手套时。

（7）接触每一例传染病患者后；微生物检疫人员接触污物前应戴一次性手套或乳胶手套，脱手套后。

3）手部卫生的监督管理

（1）严格按照洗手指征和手消毒指征的要求进行规范洗手与手消毒。

（2）使用正确的洗手（六步洗手法）和手消毒方法，并保证足够的洗手时间。

（3）确保消毒剂的有效使用浓度。

（4）定期进行手的细菌学检测。

（5）定期与不定期监控各护理单元护理人员手卫生的依从性，对存在的问题提出改进意见。

3. 移动诊疗车人员消毒隔离制度

1）工作人员方面

（1）工作时，必须穿戴工作衣、帽；进行分离接种标本时，须戴口罩。

（2）工作衣袋内不许放食物、香烟、手帕等个人用品。不得穿戴工作衣、帽到食堂或外出。工作衣、帽、口罩应与私人衣服分开放置。

（3）工作帽、口罩洗涤前须煮沸消毒 20～30min 或用 7‰ 消洗灵浸泡 20min，工作衣统一送洗浆房消毒处理。

（4）凡遇下列情况，双手须先浸泡于 5‰ 消洗灵中消毒 3～5min 后，再用肥皂、流水仔细洗刷。

①被检验标本污染时。

②日常工作告一段落时。

③在对传染病患者采集标本后。

④工作结束离室前。

（5）工作人员在进行检验的工作时间内不可吸烟、进食。

（6）工作人员私人用物，如笔、笔记本、书报杂志等，不可任意放置于检验工作台上。

2）消毒方面

（1）室内经常保持卫生、清洁、整洁，并定期采取消毒措施。

（2）每日工作结束后用 1% 消洗灵擦洗工作台。

（3）室内地面每日用 7‰ 消洗灵擦 1 次，门窗每周擦 1 次。

3）检验用具消毒

（1）手指采血针严格做到"一人一针一管"，用后集中于专门容器中统一处理。

（2）注射器采静脉血一律严格采用"一次性空针"，用后以 7‰ 消洗灵浸泡后送供应室统一处理。

（3）一般吸管、标本、瓶、玻片、试管等检验用具使用后以 7‰ 消洗灵浸泡 5min 或煮沸 30min 后方可洗涤、干燥备用。

4）污物处理

（1）检验后的标本，如粪、痰等，集中于消毒桶内然后焚烧处理。

（2）液体标本，如尿、血等，以 10% 消洗灵消毒 10min 再处理。

4. 医疗废物管理制度

（1）移动诊疗中心应当按照《医疗废物管理条例》和《医疗卫生机构医疗废物管理办法》的规定对医疗废物进行严格的管理，未经消毒或无害化处理，不得排放、清淘或作为农肥。

（2）化学毒性废物的管理遵照《危险化学品安全管理条例》执行。

5. 移动诊疗车医疗废弃物处理制度

（1）加强对员工医用废物处理的培训，严格执行"黄色垃圾袋"只能装医用废物，"黑色垃圾袋"装生活垃圾，不能混装。

（2）一次性使用的医用物品如标本容器、手套、工作帽、工作衣、鞋套、口罩等，使用后放入指定的"黄色垃圾袋"中。

（3）一般血清学反应使用过的医用制品可直接浸入 1%盐酸溶液内 2h 以上或过夜。对肝炎等检验的耗材可用 0.5%过氧乙酸、1%过氧戊二醛或 3000mg/L 有效氯溶液浸泡 2～4h 后再做处理。

（4）对于耐热的器材，可用肥皂或洗涤剂溶液煮沸 15～30min，在 121℃、102.9kPa 的条件下灭菌 20～30min 后再做处理。

（5）对于不耐热的器材，用 0.5%过氧乙酸或 1000mg/L 有效氯溶液浸泡 30～60min，或者用环氧乙烷灭菌器在 800mg/L、55～60℃、相对湿度 60%～80%的条件下作用 4～6h，再做处理。

（6）废弃标本如尿、唾液、胃液、肠液、关节液等每 100ml/L 加二氯异氰尿酸钠 2g，搅匀后作用 2～4h，再做处理。

（7）痰、脓、血、粪便及其他固形标本，焚烧、加 25 000～50 000mg/L 有效氯溶液或漂白粉溶液浸泡、二氯异氰尿酸钠搅拌后作用 2～4h 或延长至 6h，再做处理。

（8）废弃标本及其容器应由专门密闭不漏水的污物袋（箱）存放，专人集中清理或消毒，每天至少处理 1 次。

7.3.5　临床科室工作制度

（1）在移动诊疗中心主管领导的领导下实行主任或副主任负责制度，包括内科、外科、妇产科、五官科等。主任负责协调各组之间的工作关系及重要活动的组织与安排等。

（2）主任或副主任负责领导临床医师的医疗等工作。

（3）加强医务人员政治思想教育、医德医风教育和职业道德教育，牢固树立全心全意为患者服务的思想。恪守职业道德，树立良好的医德医风形象。坚持以人为本、以患者为中心的道德服务理念，尊重患者的合法权利，竭诚为患者提供优质高效的医疗服务。

（4）依法管理、依法执业，规范各种医疗行为。

①经常进行法制教育、部门规章和行业规范培训。

②依法管理、依法执业，认真履行法定的义务。按照行业规范、常规开展各项医疗活动，严禁非卫生技术人员在科内从事医疗活动，严禁卫生技术人员跨类别、跨专业、超范围进行医疗、护理活动，严格执行医疗工作核心制度。

（5）严格遵守移动诊疗中心规章制度，自觉接受移动诊疗中心和上级卫生行政部门的监督与考核。

（6）医务人员应忠实履行岗位职责，按时完成各项医疗任务。

（7）强化医务人员"三基"培训，做到考试、考核人人合格。结合临床，定期进行业务学习，每月不少于 1 次，由主任或副主任以上医师主持，全体医务人员参与，按规定做好记录。

（8）遵守移动诊疗中心各类会议制度。

（9）根据移动诊疗中心奖金发放与分配的有关规定，另行规定奖金二次分配方案。方案应体现效益优先、兼顾公平的原则，同时鼓励开拓创新。

（10）按时完成移动诊疗中心职能部门制定的各项工作任务，随时准备参与医疗卫生应急工作和上级安排的其他公益性工作任务，服从移动诊疗中心统一指挥。

7.3.6　移动诊疗中心档案管理制度

（1）档案部门要履行电子档案归口管理的职责，对电子档案按照其保管环境的要求严格执行管理制度。

（2）档案员应及时对电子档案进行登记、建账，账目中要注意相应纸质档案的档号，同时建立机读目录。

（3）由电子档案转换成的纸质档案要及时归入相应档案类的纸质档案中，按纸质档案管理要求进行管理，并在登记账中注明其所在的光盘编号及文件名。

（4）储存电子档案的光盘应在盒中存放。

（5）归档光盘不得擦洗、划刻、触摸，不得弯曲、挤压、摔打，防止盘片沾染灰尘和污垢，避免阳光直射。

（6）环境温度为 14～24℃，相对湿度为 45%～60%。

（7）电子档案应每 5 年进行 1 次有效性、安全性检查。

7.4　培　　训

移动诊疗中心应当建立定期业务学习制度,由主任负责制订业务学习计划、组织人员定期业务学习和定期业务考试,各单位定期业务学习每月不少于 1 次,定期业务考试每年不少于 2 次。学习计划、笔记、考试资料齐全。职工参加业务学习、考试结果纳入绩效考核。

7.5　监　　督

(1)移动诊疗中心应当将医疗质量作为单位日常工作的首要议事内容,常抓不懈,并经常性深入各组,了解提高医疗质量、保障医疗安全方面存在的困难和问题,及时加以解决。

(2)医疗质量分管领导应当认真履行职责,严格落实医疗质量管理制度,促进医疗质量持续提高并保障医疗安全。

(3)移动诊疗中心应当认真制订医疗质量管理计划与措施,定期组织实施检查与考核,保障医疗安全。

(4)移动诊疗中心应当定期或不定期对本单位医疗质量进行监督、检查、考核,结果应当作为单位绩效考核主要内容,参与绩效工资分配。

第8章 车载移动诊疗服务人员岗位职责及人员资格

本章结合汶川县实际需求，研制车载移动诊疗服务人员岗位职责及人员资格规范，并派专家赴汶川县开展标准的宣贯培训、实施指导、改进完善等工作。具体内容包括：①中心组织构架及主要部门、移动诊疗中心职责、移动诊疗中心主任/副主任职责、医疗统计人员职责、临床部门组长职责、临床主任医师职责、临床主治医师职责、财务部门负责人职责、电工岗位职责、医疗技师职责；②主要部门、人员最低配置、人员分类、任职资格及配备要求（移动诊疗中心主任、移动诊疗内科医师、移动诊疗外科医师、移动诊疗妇科医师、移动诊疗五官科医师、移动诊疗心电诊断医师、移动诊疗超声医师、移动诊疗检验医师、移动诊疗放射医师、网管、驾驶员）。

8.1 移动诊疗中心职责及人员职责

8.1.1 移动诊疗中心职责

根据《卫生部关于印发〈卫生部关于医疗机构审批管理的若干规定〉的通知》的精神，移动诊疗中心的主要工作任务是：检测人民健康状况；对人民进行健康教育、健康指导，培养人民良好的卫生习惯，普及健康知识，提高全民的健康水平；加强对传染病、慢性病的预防和治疗；肩负突发应急事件的紧急医疗救援；最大限度地促进医疗均等化。为此，移动诊疗中心职责如下。

（1）负责制定移动诊疗中心的工作计划和有关制度，定期向领导汇报工作，接受上级卫生主管小组的检查监督。

（2）严格执行《汶川县移动诊疗中心规范化管理办法》的相关规定。

（3）在移动医疗过程中，展开对常见病、多发病、季节疾病、突发灾害应急的医疗常识讲座，健康手册发放，健康知识普及等相关工作。

（4）做好范围内群众的体检、疾病筛查工作，建立完善的健康档案、慢性病档案。

（5）在就医困难地区、边远地区进行巡回医疗，提高全民健康水平。

（6）加强医务人员的教育和业务学习。不断提高医务人员技术水平和全心全意为人民服务的思想道德建设。

8.1.2　移动诊疗中心主任职责

（1）在医院领导下，根据党的路线、方针政策和上级机关要求，全面领导移动诊疗中心的医疗、教学、科研、预防、人事、行政、后勤等各项工作。

（2）领导、制定移动诊疗中心工作计划、长远规划，按期布置检查并及时总结，向上级领导机关汇报工作。

（3）负责组织、检查各个小组工作，定期深入移动医疗基层，采取有效措施，不断提高移动医疗的服务质量和医疗水平。

（4）严格执行移动诊疗中心各项规章制度，监督各项规章制度执行情况。

（5）教育广大职工树立全心全意为人民服务的思想和良好的行为规范，改进医疗作风，改善服务态度。督促检查岗位责任制的落实，教育职工严格执行规章制度和技术操作规程，严防各类差错事故的发生。

（6）组织领导移动诊疗中心工作人员的选拔、考核、奖惩、调动及晋升工作。

（7）加强对后勤工作的领导，审查物资供应计划，督促检查财务收支情况。审查预决算，掌握基本建设情况，关心移动诊疗中心人员生活。

（8）及时研究处理人民群众对移动诊疗中心工作的意见。

（9）因事外出或缺勤时，应指定移动诊疗中心副主任代理职务。

8.1.3　移动诊疗中心副主任职责

（1）在移动诊疗中心主任领导下，协助移动诊疗中心主任开展相关管理工作。

（2）经常参与移动诊疗活动，了解和检查体检、筛查、诊断、治疗、建档情况，必要时领导、组织突发应急事件工作。定期分析移动诊疗中心医疗活动指标，不断提高移动诊疗中心服务质量。

（3）负责组织移动诊疗中心人员的业务技术学习。

（4）负责领导移动诊疗中心的医学科学研究工作和健康手册编写工作。

（5）监管移动诊疗中心患者资料归档保存、保密工作。

（6）负责组织、检查各个责任组的工作情况。

（7）负责组织、检查移动诊疗中心担负的分级、分工医疗工作，指导所担负的机关等单位的职业病、多发病的防治工作。

（8）组织、检查健康教育、健康知识讲座等工作。

8.1.4　医疗统计人员职责

（1）负责编报上级规定的报表和提供移动诊疗中心领导及医疗、教学、科研需要的统计资料。统计资料缮写完毕后必须核对准确、完整，并加以必要的说明，按期上报。

（2）每月将移动诊疗中心收集的原始资料分别进行统计，按月、季、半年、年度等分别对比分析，并做好疾病分类统计工作。

（3）努力钻研业务，不断提高统计水平，保管好各种医疗统计资料。

8.1.5　临床组组长职责

（1）在移动诊疗中心主任领导下，负责本小组的医疗、移动诊疗、教学、科研、预防、管理等工作。小组组长是本小组诊疗质量与患者安全管理与持续改进第一责任人，应对移动诊疗中心主任负责。

（2）定期讨论本小组在落实移动诊疗中心的医疗质量管理工作中存在的问题，提出改进意见与措施，并有反馈记录文件。

（3）根据移动诊疗中心的功能任务，制定本小组工作计划，组织实施，经常督促检查，按期总结汇报。

（4）领导小组人员完成健康体检、筛查、诊治工作和移动诊疗中心内外会诊工作。应用临床诊疗相关规范指导诊疗活动。

（5）组织小组人员学习新知识、新技术，及时总结经验，结合工作实际开展相关科研活动。

（6）确定医师轮换、值班、会诊、移动诊疗出诊。组织领导有关小组对协作医疗机构的技术指导工作、帮助基层医务人员提高医疗技术水平。

（7）领导组织小组人员的"三基训练"和定期开展人员技术能力评价，提出升、调、奖、惩意见。妥善安排进修、实习人员的培训工作。

（8）参加或组织各类突发事件的应急救治工作，并接受和完成移动诊疗中心主任指令性任务。

（9）应具备的基本条件和任职资格如下。

①工作资历：临床主任（副主任）医师（二级甲等及以上医院），具有自己的专业研究方向和技术专长。

②工作能力：对本专业临床及行政管理工作具有全面的组织管理能力。

8.1.6　临床（副）主任医师职责

（1）在小组组长领导下，指导小组医疗、移动诊疗、教学、科研、技术培养与理论提高工作。

（2）指导小组下级医师做好各项医疗工作，有计划地开展基本功训练。

（3）定期参加门诊、移动诊疗工作。

（4）督促下级医师认真贯彻执行各项规章制度和医疗操作规程。

（5）指导小组结合临床开展科学研究工作。

8.1.7　临床主治医师职责

（1）在小组组长领导和上级医师指导下，负责小组一定范围的医疗、教学、科研、预防工作。

（2）参加值班、会诊、出诊、移动诊疗、健康教育、健康宣传工作。

（3）认真执行各项规章制度和技术操作规程，经常检查医疗护理质量，严防差错事故。

8.1.8　护理组组长职责

（1）在移动诊疗中心主任的领导下，负责领导移动诊疗中心的护理工作，组织制定移动诊疗中心各小组护理人员配置方案，批准后组织实施与协调，适时调整；是移动诊疗中心护理质量与安全管理和持续改进第一责任人，应对移动诊疗中心主任负责。

（2）负责实施移动诊疗中心的质量方针和落实质量目标、实施质量指标，制定护理组的具体落实措施，履行监控职能。

（3）根据移动诊疗中心的计划负责拟订移动诊疗中心的护理工作计划及目标，批准后组织实施。定期考核，按期总结汇报。

（4）深入小组了解掌握护理人员的思想工作情况，教育护理人员改进工作作风，加强医德医风建设，改善服务态度。督促检查护理制度、常规的执行和完成护理任务的情况，检查护理质量，严防差错事故的发生。

（5）组织护理人员"三基三严"培训、学习业务技术，定期进行技术考核，开展护理科研工作和技术革新，不断提高护理技术水平。

（6）确定移动诊疗中心护理人员的工作时间和分配原则，根据具体情况对移动诊疗中心护士进行临时调配。

（7）审查各小组提出的有关护理用具使用情况的意见，并与有关小组联系协同解决问题。

（8）提出对护理人员的奖惩、晋升、晋级、任免以及调动的意见。

（9）教育移动诊疗中心各级护理人员热爱护理专业，培养良好的作风，关心他们的思想、工作、学习和生活，充分调动护理人员的积极性。

（10）负责下基层公共卫生服务护理人员的安排。

（11）作为移动诊疗中心质量管理组织主要成员，承担相关工作。

8.1.9　电工岗位职责

（1）在移动诊疗中心主任的领导下，负责做好车载电气设备和电路系统的维修、保养及小型电器安装工作，保证其发挥正常功能。

（2）遵守移动诊疗中心各项规章制度，积极参加班组学习，不迟到、早退，不以权谋私。

（3）熟悉移动诊疗中心电气设备和电路系统的基本布局，有独立操作维修技术和应对抢修任务的能力。

（4）操作人员持证上岗，熟练掌握电工操作技术，遵守电工操作规程，保证安全生产和服务质量，认真学习电工业务知识，提高业务技术水平。

（5）严格执行交接班制度，做好值班记录。

（6）认真做好维修登记，履行维修签字制度，做到随叫随到，主动巡回检查，发现问题及时解决。

（7）负责移动诊疗中心新增电气设备负荷承载的调查，以保证移动诊疗中心用电安全。

（8）严格执行材料领用、消耗制度，厉行节约，认真办好各种材料的使用登记手续。

（9）爱护工具设备，妥善保管，专人保管公用工具。

8.1.10　驾驶员职责

（1）严格遵守交通规则和遵守移动诊疗中心各项规章制度，做到安全行驶、文明驶车、避免发生事故。

（2）严格遵守移动诊疗中心《车辆管理规定》，不无证驾驶、不带故障出车、不酒后开车、不未经批准私自出车。

（3）热爱本职工作，爱护车辆，及时进行车辆保养和办理车辆保险、年险工作，经常清理车辆内外垃圾，保持车辆整洁、美观。

（4）经常检查燃料、离合器等是否正常充足；出车前检查随身证件和随车工具是否齐备，轮胎气压及轮胎紧固是否正常，喇叭、灯光、制动是否良好。发现异常及时处理和报告。

（5）严格按照车辆技术规程驾驶和管理车辆，若有故障及时排除或提出修理建议，始终保持车况良好。

（6）牢固树立服务意识，随时保证医务人员出诊工作，早上按时出诊，其他时间随叫随到。接送患者时要讲究文明礼貌、热情周到。

（7）工作时间不得擅自离岗，接到出车任务立即就位等待，不得影响出诊时间，若遇特殊情况，需提前请假。

（8）除移动诊疗中心领导批准或安排外，不得擅自将车辆交给其他人驾驶，或出车办理他事。

（9）车辆不用时，要在安全位置停放，并经常查看，防止被盗或损坏。

（10）完成好移动诊疗中心领导安排的其他工作。

8.1.11　信息人员职责

（1）具体负责移动诊疗中心的信息管理、综合统计、卫生信息管理和经管核算工作。

（2）建立健全各项信息工作管理制度，督促、检查各项制度的执行情况，逐步实现信息管理制度化，保证信息准确、可靠。

（3）负责移动诊疗中心数据信息及相关资料的归集、审核、汇总、统计、分析与统一发布，及时准确完整地填报各种报表。做好信息资源的开发与利用，逐步建立移动诊疗中心综合信息数据库，定期发布综合分析与专题分析，为主管院领导及上级小组决策提供科学依据。

（4）负责移动诊疗中心信息管理网络系统的规划与建设、软硬件的日常管理与维护，为医院提供信息技术服务和支持。

（5）密切配合上级主管小组，负责移动诊疗中心卫生信息网络系统的管理与建设，组织和完成移动诊疗中心卫生信息及监测点数据的收集、整理和统计工作。

（6）随车信息人员统计、完善居民健康信息。

8.1.12　移动诊疗超声医师职责

（1）根据移动诊疗中心的各项规章制度要求，制定和完善本组的工作规范、项目操作规程和仪器操作规程、工作流程，并督促、指导下级执行。

（2）组织、领导本组员工完成超声诊断任务，确保超声检查结果准确、及时和科学。合理安排员工开展日常工作，分配工作任务，组织完成超声诊断任务。合理调配医疗资源，负责处理、协调和解决本组医疗中存在的问题。负责耗材的盘点工作，满足工作需求，加强预算管理和成本核算，控制运行成本。

（3）负责质量管理，确保超声诊断结果的准确性。

8.1.13　移动诊疗检验医师职责

（1）根据临床信息，对检验项目的选择、检验申请、患者准备，以及样品的采集、运送、保存、处理、检测和结果给予指导、培训、答疑和咨询。

（2）参与临床查房和疑难、危重病例的会诊，对检验结果做出解释，并依据实验室结果对临床诊断和治疗提出建议。

（3）负责签发具有诊断性的临床检验报告。

8.1.14　移动诊疗放射医师职责

（1）爱护各种影像设备，进行经常性保养，及时调整机房温度和湿度，保证 X 射线检查的正常运行，各种仪器设备及附属用品使用完毕必须复位并整理机房、清洁设备。

（2）严格遵守操作规程，按规定的性能条件进行工作，不得擅自更改设备的性能及参数。不经岗位责任者同意不得开机使用设备。

（3）根据临床要求，进行常规和特殊摄片，及时和相关岗位保持密切联系，不断反馈质量信息，各种检查在没有把握的情况下应请患者稍候观察结果。

（4）讲奉献、讲贡献，不推诿患者，坚守工作岗位，按时开门检查，机房内不得会客和做与工作无关的事情，机房内不准吃食物，严禁吸烟。发生医患纠纷时，克制忍耐，多做解释，妥善处理，及时汇报。

（5）加强防护意识，注意对患者敏感部位进行必要的照射时，尽量使用最小照射野，无关人员不要进入正在工作的环境，陪护人员应给予防护射线的教育。

8.2 任职资格及配备要求

8.2.1 移动诊疗中心主任

（1）教育背景：本科学历或以上学历，医学或管理类及相关专业，副高及以上职称。

（2）工作经历：具备 5 年及以上医院中层管理经验或 2 年以上副院长经历。

（3）基本素质要求：具有较强的组织领导、语言表达能力以及协调公关能力，熟悉国家重大政策、法律、法令、法规，有丰富的医学、社会学行政管理知识，了解和掌握当代医学科技和医院管理的最新动态。

8.2.2 移动诊疗内科医师

（1）教育背景：大专学历或以上学历，临床医学内科学专业。

（2）工作经历：执业医师，本科及以上学历具备 1 年以上的实习医师临床经验；大专学历见习 1 年期满并具备 2 年以上的医师临床经验。

（3）技能要求：掌握系统的内科学基础理论；掌握常见内科疾病的临床症状及诊断治疗手段，掌握相关的临床药理学、药物毒理学等知识，熟悉与本专业密切相关学科的理论知识。

（4）基本素质要求：身体健康，恪尽职守，具有良好的职业道德素质，具有良好的团队合作精神、环境适应性、忍耐性、逻辑性、果断性，有一定的创新性，具有奉献精神和服务他人的精神；具有较强的组织管理能力、决断能力，良好的沟通、协调能力和人际关系。

（5）培训要求：内科知识与技能培训；相关法律法规知识与心理学知识培训。

8.2.3 移动诊疗外科医师

（1）教育背景：大专学历或以上学历，临床医学外科学专业。

（2）工作经历：执业医师，本科及以上学历具备 1 年以上的实习医师临床经验；大专学历见习 1 年期满并具备 2 年以上的医师临床经验。

（3）技能要求：掌握系统的外科学基础理论及基本手术操作技能，熟悉物理诊断学、检验诊断学、影像诊断学、内镜诊断及治疗学等知识。

（4）基本素质要求：身体健康，恪尽职守，具有良好的职业道德素质、团队合作精神和服务他人的精神；具有良好的环境适应性、逻辑性，良好的沟通协调能力和人际关系。

（5）培训要求：外科知识与操作技能培训；相关法律法规知识与心理学知识培训。

8.2.4　移动诊疗妇科医师

（1）教育背景：大专学历或以上学历，临床医学妇科学专业。

（2）工作经历：执业医师，本科及以上学历具备 1 年以上的实习医师临床经验；大专学历见习 1 年期满并具备 2 年以上的医师临床经验。

（3）技能要求：掌握妇产科专业基本知识与基本理论，熟悉内科、外科、麻醉、内分泌、病理等临床学科中与本专业密切相关的基础理论知识；了解与妇产科专业相关的各项临床检查、影像诊断、细胞学诊断、放射免疫等学科的基础理论和知识。

（4）基本素质要求：身体健康，恪尽职守，具有良好的职业道德素质，具有良好的团队合作精神、环境适应性、忍耐性、逻辑性、果断性，有一定的创新性，具有奉献精神和服务他人的精神；具有较强的组织管理能力、决断能力，良好的沟通、协调能力和人际关系。

（5）培训要求：妇产科知识与技能培训；相关法律法规知识与心理学知识培训。

8.2.5　移动诊疗五官科医师

（1）教育背景：大专学历或以上学历，临床医学眼科，耳、鼻、喉等专业。

（2）工作经历：执业医师，本科及以上学历具备 1 年以上的实习医师临床经验；大专学历见习 1 年期满并具备 2 年以上的医师临床经验。

（3）技能要求：掌握系统的眼科，耳、鼻、喉专业基础理论及基本手术操作技能，熟悉内镜诊断及治疗学等知识。

（4）基本素质要求：身体健康，恪尽职守，具有良好的职业道德素质、团队合作精神和服务他人的精神；具有良好的环境适应性、逻辑性，良好的沟通协调能力和人际关系。

（5）培训要求：眼科，耳、鼻、喉专业知识与操作技能培训；相关法律法规知识与心理学知识培训。

8.2.6　移动诊疗心电诊断医师

（1）教育背景：大专学历或以上学历，心电图技术及相关专业。

（2）工作经历：执业医师，本科及以上学历具备 1 年以上的实习医师临床经验；大专学历见习 1 年期满并具备 2 年以上的医师临床经验。

（3）技能要求：掌握普通心电图仪的结构和基本操作原理，掌握动态心电图基本原理和临床意义，熟悉心电向量图的基本原理和心电图的相互关系，熟悉正常和各种异常的心电图诊断；了解心脏的解剖、生理及病理生理的相关基本知识，了解内科系统常见疾病的基本临床表现和对心电图的可能影响。

（4）基本素质要求：身体健康，恪尽职守，具有良好的职业道德素质、团队合作精神和服务他人的精神；具有良好的环境适应性、逻辑性，良好的沟通协调能力和人际关系。

（5）培训要求：心电图技术知识与技能培训；相关法律法规知识与心理学知识培训。

8.2.7　移动诊疗超声医师

1. 教育背景

大专及以上学历。

2. 岗位所具备的最低能力

（1）熟悉超声设备并经过二甲及以上医院正规培训，考试、考核合格，获得超声医学继续教育学分和超声诊断上岗证。

（2）了解并掌握本专业各项实验的临床意义和应用价值，积极参与有关疾病的诊断工作，能为临床在合理选用超声检查项目和结果解释方面提出正确的建议与意见；能解决本专业中一些常见问题。

（3）结合临床资料，准确分析常规检查结果的临床意义。

3. 工作经历

5 年及以上本专业工作经历。

4. 培训

经过二甲及以上医院正规培训。

8.2.8　移动诊疗检验医师

1. 教育背景

大专及以上学历。

2. 岗位所具备的最低能力

（1）了解并掌握本专业各项实验的临床意义和应用价值，积极参与有关疾病的诊断工作，能为临床在合理选用检测项目和结果解释方面提出正确的建议和意见；能解决本专业中一些常见问题，如生化多项目综合判定、肝炎标志物结果分析、血液细胞识别、各种标本中微生物鉴定、寄生虫的识别。

（2）结合临床资料，准确分析常规实验结果的临床意义。

3. 工作经历

5 年及以上本专业工作经历。

4. 培训

医学实验室工作经历或者培训 2 年及以上。

8.2.9　移动诊疗放射医师

1. 教育背景

大专及以上学历。

2. 岗位所具备的最低能力

（1）熟悉影像设备并经过二甲及以上医院正规培训，考试、考核合格，获得影像医学继续教育学分和影像诊断上岗证。

（2）了解并掌握本专业各项实验的临床意义和应用价值，积极参与有关疾病的诊断工作，能为临床在合理选用影像检查项目和结果解释方面提出正确的建议与意见；能解决本专业中一些常见问题。

（3）结合临床资料，准确分析常规检查结果的临床意义。

3. 工作经历

5 年及以上本专业工作经历。

4. 培训

经过二甲及以上医院正规培训。

8.2.10　网管

1. 教育背景

大专学历或以上学历，医学、计算机、信息管理及相关专业。

2. 工作经历

获相关专业中级以上职称，具备 3 年以上相关工作经验。

3. 基本素质要求

掌握医院管理、信息管理、数据库维护、硬件维修等相关知识技能；身体健康，恪尽职守，具有良好的职业道德素质、团队合作精神和服务他人的精神；具有良好的环境适应性、逻辑性，良好的沟通协调能力和人际关系。

4. 培训要求

移动诊疗中心管理的培训；本专业业务知识及技能培训；相关法律法规知识培训。

8.2.11　驾驶员

1. 从业资格要求

具有 5 年以上的驾龄和 B 类驾照，具备 1 年以上管理工作经验。

2. 基本素质要求

身体健康，恪尽职守，具有良好的职业道德素质和团队合作精神，具有较强的服务意识和责任心、较强的组织管理能力、较强的方向感和记忆力，熟悉本地区路况，能迅速完成出车任务。

3. 培训要求

基础电工操作的培训；基础急救知识的培训。

参 考 文 献

埃莉诺·奥斯特罗姆. 2000. 公共事务治理之道[M]. 余逊达, 陈旭东, 译. 上海: 上海三联书店.

安瓦·沙. 2009. 公共服务提供[M]. 孟华, 译. 北京: 清华大学出版社.

白净. 1997. 远程医疗——一个迟到的热潮[J]. 现代科学仪器, (1): 14-15.

白净, 张永红. 2000. 远程医疗概论[M]. 北京: 清华大学出版社.

冯伍, 马如慧, 苗秋瑾. 2010. 远程医疗会诊中常见的问题及对策[J]. 中国科技博览, (17): 277.

傅征, 连平. 2005. 远程医学[M]. 北京: 人民军医出版社.

高建民, 陈蕊, 张先娇, 等. 2011. 陕西省新型农村合作医疗参合农民住院受益公平性分析[J]. 中国卫生政策研究, 4(4): 55-59.

高建民, 周忠良, 闫菊娥, 等. 2010. 我国基本医疗保障制度卫生服务可及性实证研究[J]. 中国卫生经济, 29(7): 5-8.

郭金玉, 张忠彬, 孙庆云. 2008. 层次分析法的研究与应用[J]. 中国安全科学学报, (5): 148-153.

郭美娜. 2009. 3G 时代的远程医疗[J]. 医疗卫生装备, 30(8): 29-31.

侯天慧, 冯占春, 陈羲. 2010. 农村卫生服务公平性与可及性的盲区研究: 以山西太古县为例[J]. 中国卫生经济, 29(2): 56-58.

黄芳. 2008. 应用 Delphi 法建立医院病房护理质量的评价指标[J]. 解放军护理杂志, (10): 18-20.

焦峰, 王晓燕, 张建, 等. 2010. 赤脚医生制度对当前农村基本医疗卫生工作坚持公益性的启示[J]. 中国全科医学, 13(9): 2809-2811.

金开宇, 彭晨辉, 李则河. 2009. 关于远程医疗的探讨[J]. 中国医院管理, 29(7): 65.

井珊珊, 尹爱田, 孟庆跃, 等. 2010. 农村居民慢性病患者卫生服务利用的公平性研究[J]. 中国卫生经济, 29(2): 35-37.

李本增. 1998. "金卫工程"的进展和展望[J]. 中国医院管理, 18(1): 41-43.

李秉龙, 张立承, 乔娟, 等. 2004. 中国农村贫困、公共财政与公共物品[M]. 北京: 中国农业出版社.

李德成. 2007. 合作医疗与赤脚医生研究[D]. 杭州: 浙江大学.

李磊. 2008. 我国部分省(市)健康体检机构现状初探[J]. 社区医学杂志, 6(1): 62-64.

李武, 胡振鹏. 2012. 农村公共物品供给模式及对策研究[J]. 江西社会科学, (3): 58-61.

李晓梅, 董留华, 王金凤, 等. 2008. 新型农村合作医疗卫生服务利用的公平性研究[J]. 中国卫生经济, 27(11): 44-46.

李雪君. 2012. 开展山区巡回医疗的实践体会[J]. 基层医学论坛, (29): 3913-3914.

李燕, 王正红, 高建宏, 等. 2004. 军队医院重点专科水平综合评价指标系统研究[J]. 中国医院
　　管理, (9): 21.

李正莲, 章晓云. 2006. 巡回医疗对农村艾滋病患者的护理干预[J]. 护理学杂志, 21(3): 67-68.

连平, 傅征, 袁永林, 等. 2001. 中国军队远程医疗网络的建设与应用[J]. 解放军医院管理杂志,
　　(2): 81-84.

梁倩君, 张晓燕, 沈晓. 2010. 我国城乡居民卫生服务利用的公平性分析[J]. 卫生经济研究, (5):
　　26-28.

林敏, 乔自知. 2010. 移动医疗的需求与发展思考[J]. 移动通信, 34(6): 31-35.

林万龙. 2007. 农村公共物品的私人供给影响因素及政策选择[M]. 北京: 中国发展出版社.

刘丽杭, 陈小玲, 阳历. 2011. 移动医疗服务发展的现状、问题及对策[J]. 中国全科医学, 14(28):
　　3302-3304.

刘雄飞, 刘玉秀, 钱惠康, 等. 2007. 军队医院综合绩效评价指标体系构建及应用[J]. 解放军医
　　院管理杂志, (7): 502-504.

刘影. 2011. 赤脚医生产生和存在的缘由及其启示[J]. 福建师范大学学报(哲学社会科学版),
　　170(5): 107-110.

吕振宇. 2010. 公共物品供给与竞争嵌入[M]. 北京: 经济科学出版社.

迈克·尔麦金尼斯. 2000. 多中心体制与地方公共经济[M]. 毛寿龙, 译. 上海: 上海三联书店.

潘新华, 蔡金华, 郭光友, 等. 1999. 综合业务数字网在远程医学中的应用[J]. 军医进修学院学
　　报, (2): 76-77.

瞿佳, 陈燕燕, 王勤美, 等. 2007. 眼科专科医院评估指标体系的研究与构建[J]. 中国医院, (3):
　　47-49.

任明辉, 郭岩. 2008. 中国西部农村卫生服务可及性综合评价研究[J]. 中国医院管理, 28(4):
　　21-22.

萨瓦斯 E S. 2002. 民营化与公私部门的伙伴关系[M]. 周志忍, 等, 译. 北京: 中国人民大学出
　　版社.

唐娟, 曹富国. 2004. 公共服务供给的多元模式分析[J]. 华中师范大学学报(人文社会科学版),
　　43(2): 14-20.

王莲芬, 许树柏. 1990. 层次分析法引论[M]. 北京: 中国人民大学出版社.

王淑婕. 2010. 青海新型农村合作医疗健康公平性实证研究[J]. 青海社会科学, (5): 83-88.

卫生部统计信息中心. 2004. 中国基层卫生服务研究[M]. 北京: 中国协和医科大学出版社.

吴瑞华, 李鲁, 王红妹, 等. 2010. 经济欠发达地区农村卫生服务需求与利用调查研究[J]. 中国
　　农村卫生事业管理, 30(1): 21-23.

吴长玲, 方鹏骞. 2007. 中国西部地区农村居民卫生服务不平等与潜在的可及性状况分析与对
　　策探讨[J]. 中国卫生事业管理, (8): 560-562.

谢季坚, 刘承平. 2006. 模糊数学方法及其应用[M]. 3版. 武汉: 华中科技大学出版社.

解建立. 2010. 当代中国城乡公共物品供给均衡化研究[M]. 北京: 中国社会科学出版社.

徐霞. 2009. 西方公共服务供给模式的演变及启示[J]. 安徽商贸职业技术学院学报(社会科学
　　版), 8(1): 20-22.

杨树平. 2007. 体检中心规范化管理的理论与实践[J]. 现代医院, (11): 117-118.

杨友春, 毛琦敏, 周丽君, 等. 1999. 远程医疗系统与技术研究进展[J]. 电子工程师, (3): 7-10.

于嘉. 2005. 我国公共服务多元化供给模式的构建[J]. 黑河学刊, (6): 10-12, 16.

于爽. 1994. 医院综合评价指标体系的建立与评价方法的研究[D]. 西安: 第四军医大学.

曾凡, 黄昊, 姬晓波. 2011. 移动医疗应用前景探讨[J]. 中国医学教育技术, 25(3): 314-316.

扎西达娃, 来有文. 2011. 西藏居民卫生服务可及性影响因素及对策研究[J]. 中国农村卫生事业管理, 31(8): 783-784.

张昌林, 周强. 2001. 因特网医学应用基础[M]. 上海: 上海交通大学出版社.

张丹阳, 张仲, 樊立华. 2007. 黑龙江省三级综合医院绩效评价指标体系研究[J]. 医院评价, (5): 26-28.

张慧, 杨松凯. 2008. 基于 AHP 的模糊综合评价法在临床科室绩效评价中的应用[J]. 数理医药学杂, (1): 20-22.

张开宁, 温益群, 梁苹. 2002. 从赤脚医生到乡村医生[M]. 昆明: 云南人民出版社.

张思锋, 杨致忻, 李菲, 等. 2011. 新型农村合作医疗对农村居民卫生服务可及性的影响: 基于陕西省的抽样调查[J]. 兰州大学学报(社会科学版), 39(3): 97-103.

张万宽. 2011. 公私伙伴关系治理[M]. 北京: 社会科学文献出版社.

张喜雨, 张连霞. 2006. 实用远程医学[M]. 济南: 济南出版社.

周丽君, 徐旭东, 张曙光, 等. 2009. 拓展远程医学应用领域的实践与思考[J]. 东南国防医药, 11(2): 176-178.

周丽君, 杨友春. 1999. 远程医疗专家会诊的实践与效果评价[J]. 江苏卫生事业管理, 10(4): 42-44.

周寿祺, 顾杏元. 1994. 中国农村健康保障制度的研究进展[J]. 中国农村卫生事业管理, 14(9): 7-12.

周忠良, 高建民, 杨晓玮. 2010. 西部农村居民卫生服务利用公平性研究[J]. 中国卫生经济, 29(9): 88-90.

朱士俊, 蔡金华, 杨全胜. 1998. 远程医学的建立和发展[J]. 解放军医院管理杂志, 5(3): 297-298.

朱长发, 蒲涛, 蔡宏伟. 2008. 某医院为海岛部队官兵开展巡回医疗服务工作的做法和体会[J]. 解放军预防医学杂志, 26(5): 368-369.

竺乾威. 2008. 公共行政理论[M]. 上海: 复旦大学出版社.

Aanesen M, Lotherington A T, Olsen F. 2011. Smarter elder care? A cost-effectiveness analysis of implementing technology in elder care[J]. Health Informatics Journal, 17(3): 161-172.

Agha Z, Roter D L, Schapira R M. 2009. An evaluation of patient-physician communication style during telemedicine consultations[J]. Journal of Medical Internet Research, 11(3): e36.

Ancarani A. 2009. Supplier evaluation in local public services application of a model of value for customer[J]. Journal of Purchasing & Supply Management, 15(1): 33-42.

Bakken S, Grullon-Figueroa L, Izquierdo R, et al. 2006. Development, validation, and use of English and Spanish versions of the telemedicine satisfaction and usefulness questionnaire[J]. Journal of the American Medical Informatics Association, 13(6): 660-667.

Berman P. 1998. Rethinking health care systems: Private health care provision in India[J]. World

Development, 26(8): 1463-1479.

Blaya J A, Fraser H S, Holt B. 2010. E-health technologies show promise in developing countries[J]. Health Affairs, 29(2): 244-251.

Bonnardot L, Rainis R. 2009. Store-and-forward telemedicine for doctors working in remote areas[J]. Journal of Telemedicine and Telecare, 15(1): 1-6.

Boyne G A, Day P, Walker R M. 2002. The evaluation of public service inspection: A theoretical framework[J]. Urban Studies, 39(7): 1197-1212.

Briggs L. 2007. Public service secretaries and their independence from political influence: The view of the public service commissioner[J]. Australian Journal of Public Administration, 66(4): 501-506.

Cole-Lewis H, Kershaw T. 2010. Text messaging as a tool for behavior change in disease prevention and management[J]. Epidemiologic Reviews, 32(1): 56-69.

Considine M. 2003. Governance and competition: The role of non-profit organisations in the delivery of public services[J]. Australian Journal of Political Science, 38(1): 63-77.

Daniela S. 2008. WHO m-Health review: Towards the development of an m-Health strategy[EB/OL]. [2013-03-08]. https://www.techylib.com/el/view/neversinkhurried/towards_the_development_of_an_mhealth_strategy.

Davis A M, James R L, Boles R E, et al. 2011. The use of TeleMedicine in the treatment of paediatric obesity: Feasibility and acceptability[J]. Maternal and Child Nutrition, 7(1): 71-79.

Denhardt R B, Denhardt J V. 2000. The new public service: Serving rather than steering[J]. Public Administration Review, 60(6): 549-559.

Doorenbos A Z, Eaton L H, Haozous E A, et al. 2010. Satisfaction with telehealth for cancer support groups in rural American Indian and Alaska Native communities[J]. Clinical Journal of Oncology Nursing, 14(6): 765-770.

Fjeldsoe B S, Marshall A L, Miller Y D. 2009. Behavior change interventions delivered by mobile telephone short-message service[J]. American Journal of Preventive Medicine, 36(2): 165-173.

Free C, Phillips G, Felix L, et al. 2010. The effectiveness of M-health technologies for improving health and health services: A systematic review protocol[J]. BMC Research Notes, 3: 250.

Gagnon M P, Duplantie J, Fortin J P, et al. 2007. Exploring the effects of telehealth on medical human resources supply: A qualitative case study in remote regions[J]. BMC Health Services Research, 7(1): 6.

García-Serrano M J, Asensi-Blanch A, Farré-Marimon J M, et al. 2009. User satisfaction with teleophthalmology with nonmydriatic camera for diabetic retinopathy screening[J]. Gaceta Sanitaria, 23(4): 322-325.

Golbeck A L, Hansen D, Lee K, et al. 2011. Telemonitoring improves home health utilization outcomes in rural settings[J]. Journal of Telemedicine and Telecare, 17(5): 273-278.

Goodale B J, Spitz S, Beattie N, et al. 2007. Training rural and remote therapy assistants in Western Australia[J]. Rural and Remote Health, 7(3): 774.

Howard M, Goertzen J, Hutchison B, et al. 2007. Patient satisfaction with care for urgent health problems: A survey of family practice patients[J]. Annals of Family Medicine, 5(5): 419-424.

Kho A, Henderson L E, Dressler D D, et al. 2006. Use of handheld computers in medical education. A systematic review[J]. Journal of General Internal Medicine, 21(5): 531-537.

Klinar I, Balažin A, Barsic B, et al. 2011. Identification of general characteristics, motivation, and satisfaction of internet-based medical consultation service users in Croatia[J]. Croatian Medical Journal, 52(4): 557-565.

Koller S, Hofmann-Wellenhof R, Hayn D. 2011. Teledermatological monitoring of psoriasis patients on biologic therapy[J]. Acta Dermato Venereologica, 91(6): 680-685.

Krishna S, Boren S A, Balas E A. 2009. Healthcare via cell phones: A systematic review[J]. Telemedicine Journal & E-Health, 15(3): 231-240.

Kvedar J, Heinzelmann P J, Jacques G. 2006. Cancer diagnosis and telemedicine: A case study from Cambodia [J]. Annals of Oncology, 17(8): 37-42.

Lamminen J, Forsvik H, Vopio V, et al. 2011. Teleconsultation: changes in technology and costs over a 12-year period[J]. Journal of Telemedicine and Telecare, 17(8): 412-416.

Latifi K, Lecaj I, Bekteshi F, et al. 2011. Cost-benefit analysis on the use of telemedicine program of Kosova for continuous medical education: A sustainable and efficient model to rebuild medical systems in developing countries[J]. Telemedicine Journal and E-health, 17(10): 757-762.

Leach-Lemens C. 2009. Using mobile phones in HIV care and prevention[J]. HIV & AIDS Treatment in Practice, 137: 2-8.

McBeth P B, Crawford I, Blaivas M, et al. 2011. Simple, almost anywhere, with almost anyone: Remote low-cost telementored resuscitative lung ultrasound[J]. Journal of Trauma, 71(6): 1528-1535.

McKinstry B, Watson P, Pinnock H, et al. 2009. Telephone consulting in primary care: A triangulated qualitative study of patients and providers[J]. British Journal of General Practice, 59(563): 433-440.

Mistry H. 2012. Systematic review of studies of the cost-effectiveness of telemedicine and telecare. Changes in the economic evidence over twenty years[J]. Journal of Telemedicine and Telecare, 18(1): 1-6.

Neufeld J D, Yellowlees P M, Hilty D M, et al. 2007. The e-Mental health consultation service: Providing enhanced primary-care mental health services through telemedicine[J]. Psychosomatics, 48(2): 135-141.

Parisi F. 2003. Political coase theorem[J]. Public Choice, 115(1/2): 1-36.

Politt C. 1990. Managerialism and the Public Service: The Anglo-American Experience[M]. Cambridge: Basil Blackwell.

Raza T, Joshi M, Schapira R M, et al. 2009. Pulmonary telemedicine—A model to access the subspecialist services in underserved rural areas[J]. International Journal of Medical Informatics, 78(1): 53-59.

Roberts A, Heaney D, Haddow G, et al. 2009. Implementation of a national, nurse-led telephone health service in Scotland: Assessing the consequences for remote and rural localities[J]. Rural and Remote Health, 9(2): 1079.

Shore J H, Brooks E, Savin D, et al. 2008. Acceptability of telepsychiatry in American Indians[J]. Telemedicine Journal and E-health, 14(5): 461-466.

Urquhart A C, Antoniotti N, Berg R L. 2011. Telemedicine—An efficient and cost-effective approach in parathyroid surgery[J]. Laryngoscope, 121(7): 1422-1425.

van den Berg N, Grabe H J, Freyberger H J, et al. 2011. A telephone-and text-message based telemedical care concept for patients with mental health disorders-study protocol for a randomized, controlled study design[J]. BMC Psychiatry, 11(1): 30.

White S D. 1998. From "Barefoot Doctor" to "Village Doctor" in Tiger Springs Village: A case study of rural health care transformations in socialist China[J]. Human Organization, 57(4): 480-490.

Whittaker R. 2010. M-Health: The future of health is mobile?[J]. Health Care and Informatics Review Online, 14(3): 1-2.

Wootton R. 2008. Telemedicine support for the developing world[J]. Journal of Telemedicine and Telecare, 14(3): 109-114.

Wootton R, Vladzymyrskyy A, Zolfo M, et al. 2011. Experience with low-cost telemedicine in three different settings. Recommendations based on a proposed framework for network performance evaluation[J]. Global Health Action, 4: 7214.

Zanaboni P, Scalvini S, Bernocchi P, et al. 2009. Teleconsultation service to improve healthcare in rural areas: Acceptance, organizational impact and appropriateness[J]. BMC Health Services Research, 9(1): 238.

Zhang D Q, Unschuld P U. 2008. China's barefoot doctor: past, present, and future[J]. The Lancet, 372(9653): 1865-1867.

附录：基于车载移动的诊疗服务 14 项企业标准

序号	企业标准	编号	日期	主要起草人	起草单位	起草说明
1	汶川县移动诊疗中心功能定位及基本服务项目	Q/WCWS Q/WCYL 201-05-2013	2013.3	吕本艳博士、冯占春教授、岳洪春局长、刘辉贵院长	华中科技大学、汶川县卫生局、汶川县人民医院	总结汶川县移动诊疗中心提供医疗服务项目及中心的功能，并广泛征求专家意见的基础上制定，用于指导组织依据标准要求对移动诊疗中心功能进行定位，根据功能筛选基本服务项目。功能主要是改善居民健康状况，并对区域内移动诊疗工作进行统筹安排。主要服务项目包括：居民健康档案管理、普通人群健康体检、妇女"两癌"检查、健康教育服务、儿童健康管理服务、老年人健康管理服务、高血压患者健康管理服务、2 型糖尿病患者健康管理服务、传染病及突发公共卫生事件报告和处理服务、常见病/多发病的诊断服务
2	汶川县移动诊疗中心基本的组织结构及其任务分工	Q/WCWS Q/WCYL 201-06-2013	2013.3	吕本艳博士、冯占春教授、岳洪春局长、刘辉贵院长	华中科技大学、汶川县卫生局、汶川县人民医院	认真总结汶川县移动诊疗中心现有组织结构、任务分工及其需求基础之上制定，用于指导组织依据标准要求对移动诊疗中心建设组织结构，并根据不同部门进行任务分工。主要包括移动诊疗中心组织构建、中心部门（服务组、业务组和营销组）及其分工
3	汶川县移动诊疗中心办公设施、场所的建设标准	Q/WCWS Q/WCYL 201-07-2013	2013.3	吕本艳博士、冯占春教授、岳洪春局长、刘辉贵院长	华中科技大学、汶川县卫生局、汶川县人民医院	认真总结汶川县移动诊疗中心建筑设计的实践经验，采纳科研成果，参照有关国际和国内的技术标准制定，用于指导组织依据标准要求开展移动诊疗中心建设工作。主要包括中心建设标准总则、建设规模和项目构成、规划布局与建设用地、建筑面积指标、建设要求、设备标准、主要经济和人员指标

续表

序号	企业标准	编号	日期	主要起草人	起草单位	起草说明
4	汶川县移动诊疗车辆配置基本要求	Q/WCWS Q/WCYL 201-08-2013	2013.3	吕本艳博士、冯占春教授、岳洪春局长、刘辉贵院长	华中科技大学、汶川县卫生局、汶川县人民医院	认真总结汶川县移动诊疗中心移动诊疗车辆实践经验，积极采纳相关科研成果的基础之上制定，适用于移动诊疗服务的四轮全地形车。主要技术要求有技术规格、车载电源及信息系统参数、车辆装备要求、性能要求、装配质量要求、外观要求
5	汶川县移动诊疗设备配置基本标准	Q/WCWS Q/WCYL 201-09-2013	2013.3	吕本艳博士、冯占春教授、岳洪春局长、刘辉贵院长	华中科技大学、汶川县卫生局、汶川县人民医院	认真总结汶川县移动诊疗中心移动诊疗设备实践经验，积极采纳相关科研成果的基础之上制定。适用于车载移动诊疗设备的购置，根据常见病、多发病诊疗和健康教育，常规体检等服务，各地根据实际需要在此基础之上选配其他必要车载医疗设备。主要技术要求有主要设备及其数量，设备的性能要求、环境要求、安全要求等
6	移动诊疗服务质量管理规范	Q/WCWS Q/WCYL 201-10-2013	2013.3	吕本艳博士、冯占春教授、岳洪春局长、刘辉贵院长	华中科技大学、汶川县卫生局、汶川县人民医院	总结汶川县移动诊疗中心医疗服务质量管理实践经验，参照有关国内的质量安管理规范，并广泛征求意见的基础上制定，用于指导组织依据标准要求开展移动诊疗服务质量管理。主要内容包括服务的组织构架、服务流程、移动诊疗服务质量管理规范（移动诊疗中心规范化管理办法、医疗管理制度、医疗设备管理制度、感染管理制度、临床科室工作制度、移动诊疗中心档案管理制度）、质量管理规范的培训和监督
7	移动诊疗中心与县、乡、村卫生机构沟通协作规范	Q/WCWS Q/WCYL 201-11-2013	2013.3	吕本艳博士、冯占春教授、岳洪春局长、刘辉贵院长	华中科技大学、汶川县卫生局、汶川县人民医院	总结汶川县移动诊疗中心、乡镇卫生院、村卫生室现有组织结构、任务分工及其需求，收集相关资料，并广泛征求专家意见的基础上，通过反复讨论、修改和完善，最后经审查定稿，用于指导组织依据标准要求，开展移动诊疗服务，完成移动诊疗中心与县医疗机构、乡镇卫生院和村卫生室沟通协作。主要内容包括县、乡、村三级协作组织框架，三级医疗机构分工（在移动诊疗方面），移动诊疗中心与县医院、乡镇卫生院、村卫生室协作机制

续表

序号	企业标准	编号	日期	主要起草人	起草单位	起草说明
8	汶川县移动诊疗车的运行基本规范	Q/WCWS Q/WCYL 201-12-2013	2013.3	吕本艳博士、冯占春教授、岳洪春局长、刘辉贵院长	华中科技大学、汶川县卫生局、汶川县人民医院	总结汶川县移动诊疗中心移动诊疗车运行实践经验，参照有关国内的文献资料，并在广泛征求意见的基础上，通过反复讨论、修改和完善，最后经审查定稿，用于开展移动诊疗服务车运行管理工作。主要内容包括车辆管理、车辆日常维护、车辆安全行驶、车辆维护、车载医疗设备保养与维护、移动诊疗车事故应急处理
9	汶川县移动诊疗超声技术操作规范	Q/WCWS Q/WCYL 201-14-2013	2013.3	吕本艳博士、冯占春教授、岳洪春局长、刘辉贵院长	华中科技大学、汶川县卫生局、汶川县人民医院	认真总结汶川县移动诊疗中心超声检查实践经验，收集相关资料，参照有关国际和国内的技术标准，并在广泛征求意见的基础上，通过反复讨论、修改和完善，最后经审查定稿，用于指导组织依据标准要求开展车载移动诊疗超声检查检验服务工作。主要内容包括服务项目、移动诊疗超声检查服务提供规范（腹部超声检查、心脏超声检查、外周血管及浅表器官超声检查、妇产科超声检查）、人员最低配置（人员构成、主治医师职责）、超声服务质量管理规范、安全、环境、设备等要求
10	汶川县移动诊疗影像操作规范	Q/WCWS Q/WCYL 201-15-2013	2013.3	吕本艳博士、冯占春教授、岳洪春局长、刘辉贵院长	华中科技大学、汶川县卫生局、汶川县人民医院	认真总结汶川县移动诊疗中心影像检查检验实践经验，收集相关资料，参照有关国际和国内的技术标准，并在广泛征求意见的基础上，通过反复讨论、修改和完善，最后经审查定稿，用于指导组织依据标准要求开展移动诊疗影像检查服务工作。主要内容包括服务项目、移动诊疗 X 线摄影技术操作（上肢 X 线摄影、下肢 X 线摄影、颅骨 X 线摄影、颞骨部 X 线摄影、鼻旁窦 X 线摄影、胸部 X 线摄影、脊柱 X 线摄影、骨盆 X 线摄影、腹部 X 线摄影）、人员最低配置（人员构成、主治医师职责）、影像服务质量管理规范、安全、环境、设备等要求

序号	企业标准	编号	日期	主要起草人	起草单位	起草说明
11	汶川县移动诊疗临床检验技术操作规范	Q/WCWS Q/WCYL 201-16-2013	2013.3	吕本艳博士、冯占春教授、岳洪春局长、刘辉贵院长	华中科技大学、汶川县卫生局、汶川县人民医院	认真总结汶川县移动诊疗中心临床检验实践经验，收集相关资料，参照有关国际和国内的技术标准，并在广泛征求意见的基础上制定,用于指导组织依据标准要求开展车载移动诊疗临床检验服务工作。主要内容包括服务项目、服务提供规范(临床血液学检验、体液及排泄物检查、临床免疫学检查、临床化学检验)、人员最低配置(人员构成、主治医师职责、临床检验人员资质)、影像服务质量管理规范(检验组工作制度、临床检验危急值报告制度)、安全(个人防护装备)、环境、设备等要求
12	汶川县移动诊疗服务人员岗位职责	Q/WCWS Q/WCYL 201-17-2013	2013.3	吕本艳博士、冯占春教授、岳洪春局长、刘辉贵院长	华中科技大学、汶川县卫生局、汶川县人民医院	认真总结汶川县移动诊疗中心医疗服务提供过程中所需人员配置、职责分工等，收集相关资料，并在广泛征求意见的基础上制定,用于指导组织依据标准要求对移动诊疗中心职责划分，开展移动诊疗服务工作。主要内容包括移动诊疗中心组织构架及主要部门、移动诊疗中心职责、移动诊疗中心主任/副主任职责、医疗统计人员职责、临床组组长职责、临床主任医师职责、临床主治医师职责、财务部门负责人职责、电工岗位职责、医疗技师职责
13	汶川县移动诊疗服务人员资格规范	Q/WCWS Q/WCYL 201-18-2013	2013.3	吕本艳博士、冯占春教授、岳洪春局长、刘辉贵院长	华中科技大学、汶川县卫生局、汶川县人民医院	认真总结汶川县移动诊疗中心医疗服务提供过程中所需人员配置、职责分工等，收集相关资料，参照有关国际和国内的技术标准，并在广泛征求意见的基础上制定,用于指导组织依据标准要求对移动诊疗中心各岗位人员进行资质考核，开展移动诊疗服务工作。主要内容包括移动诊疗中心组织构架及主要部门、人员最低配置、人员分类、任职资格及配备要求(移动诊疗中心主任、移动诊疗内科医师、移动诊疗外科医师、移动诊疗妇科医师、移动诊疗五官科医师、移动诊疗心电诊断医师、移动诊疗超声医师、移动诊疗检验医师、移动诊疗放射医师、网管、驾驶员)

续表

序号	企业标准	编号	日期	主要起草人	起草单位	起草说明
14	区域移动诊疗信息平台建设技术规范	Q/WCWS Q/WCYL 201-19-2013	2013.3	吕本艳博士、冯占春教授、岳洪春局长、刘辉贵院长	华中科技大学、汶川县卫生局、汶川县人民医院	认真总结汶川县移动诊疗信息平台实践经验，积极采纳科研成果，参照有关国际和国内的技术标准，并在广泛征求意见的基础上制定，用于指导建立规范化的移动诊疗信息平台，设计基于电子病历的移动诊疗信息的技术架构，提出建设移动诊疗信息平台的技术指导意见和规范内容。主要内容包括移动诊疗信息平台基本目标与定位(满足以患者为中心的信息资源整合与利用、满足以电子病历为核心的移动诊疗数据中心建设、满足以临床路径和知识库为基础的临床决策支持、满足以信息交换与共享为支撑的区域医疗协同)、总体设计思路(基于移动诊疗信息平台的业务整合与数据共享机制、以电子病历为核心载体的患者诊疗数据组织与共享模式、以患者为中心实现医疗协同服务的建设原则)、用户需求分析、区域移动诊疗信息平台系统构架、区域移动诊疗信息平台技术构架